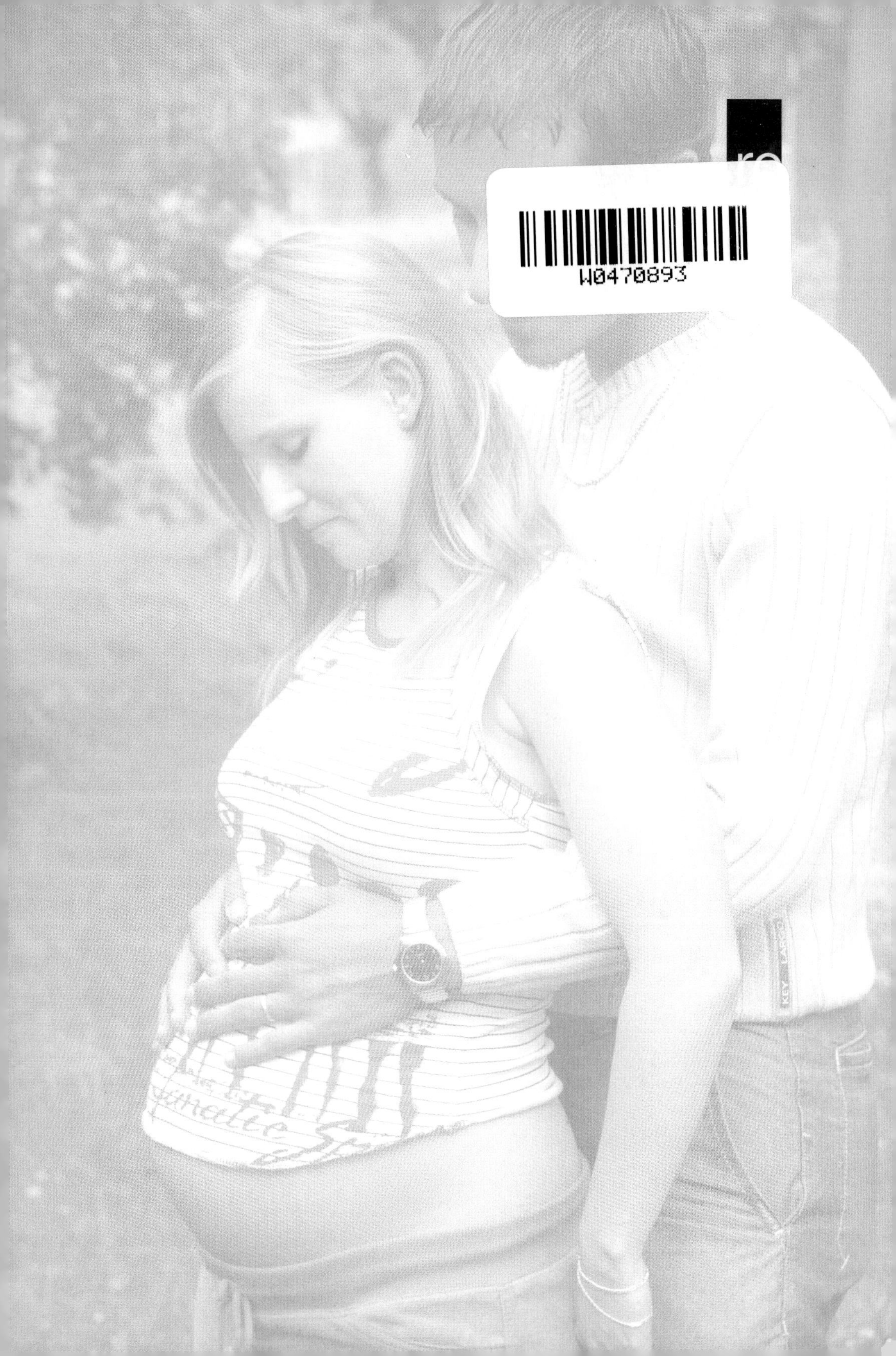

W0470893

mit kindern leben

Herausgegeben von Bernhard Schön
und Bernd Gottwald

Zu diesem Buch

Nichts ist persönlicher, als ein Kind zu bekommen. Hier erfahren Frauen (und ihr Partner), wie sie ihren ganz individuellen Weg finden können – für die richtige Vorbereitung, die beste Geburt und eine glückliche Zeit danach. Die Autorinnen, seit vielen Jahren als Geburtsvorbereiterinnen tätig, haben mit diesem Buch erstmals die von der Gesellschaft für Geburtsvorbereitung vertretenen Methoden schriftlich vorgelegt. Der Bestseller wurde jetzt gründlich überarbeitet und aktualisiert. Die verständlichen Informationen und die zahlreichen Übungen zum richtigen Entspannen und besseren Atmen sind leicht umzusetzen und werden mit vielen Fotos erklärt.

Ines Albrecht-Engel

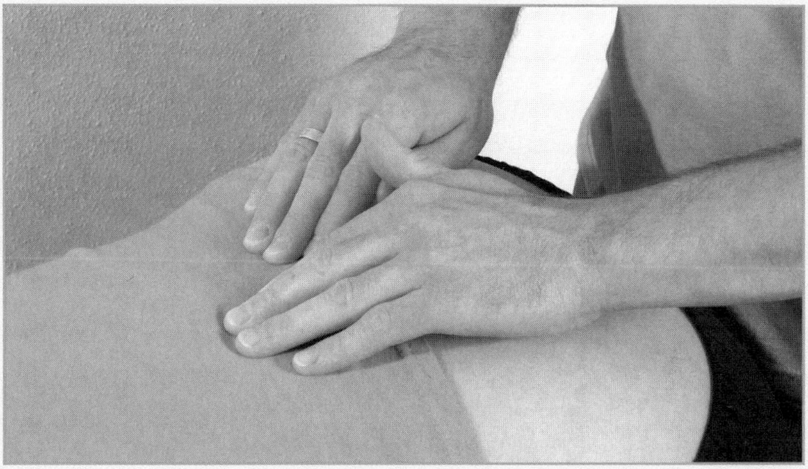

Geburtsvorbereitung

Ein Handbuch für werdende Mütter und Väter

Empfohlen von der Gesellschaft für Geburtsvorbereitung
– Familienbildung und Frauengesundheit – Bundesverband e. V.

Unter Mitwirkung von
Dr. med. Manfred Albrecht, Edeltraut Edlinger, Elisabeth Geisel, Helen Heinemann, Gabriele Kemmler, Brigitte Maas, Eva Mielke, Hannelore Ruppert und Thea Vogel

Rowohlt Taschenbuch Verlag

rororo Mit Kindern leben
und
die Deutsche Liga
für das Kind
Partnerschaft für Eltern, Kinder und Familie

Dieser Band wird herausgegeben von
Bernhard Schön und Horst Speichert.

Vollständig überarbeitete und aktualisierte
Neuausgabe 2006 von rororo 19392

Veröffentlicht im Rowohlt Taschenbuch Verlag,
Reinbek bei Hamburg, Januar 2006
Copyright © 1993 by Rowohlt Verlag GmbH,
Reinbek bei Hamburg

Redaktion Bernhard Schön
Umschlaggestaltung any.way, Barbara Hanke / Cordula Schmidt
(Umschlagfoto: © electravision)
Fotografien im Innenteil: Angelika Salomon,
außer S. 115, Foto: Klinner-Krautwald
Illustration S. 41 Susanne Bodendörfer
Reihenlayout Christine Lohmann
Satz Photina MT, PostScript, QuarkXPress
Gesamtherstellung Clausen & Bosse, Leck
Printed in Germany
ISBN 13: 978 3 499 61724 9
ISBN 10: 3 499 61724 2

Alle Ratschläge und Informationen sind sorgfältig geprüft und erwogen.
Irrtümer und Druckfehler sind vorbehalten.
Garantie und Haftungsansprüche jeder Art sind ausgeschlossen.

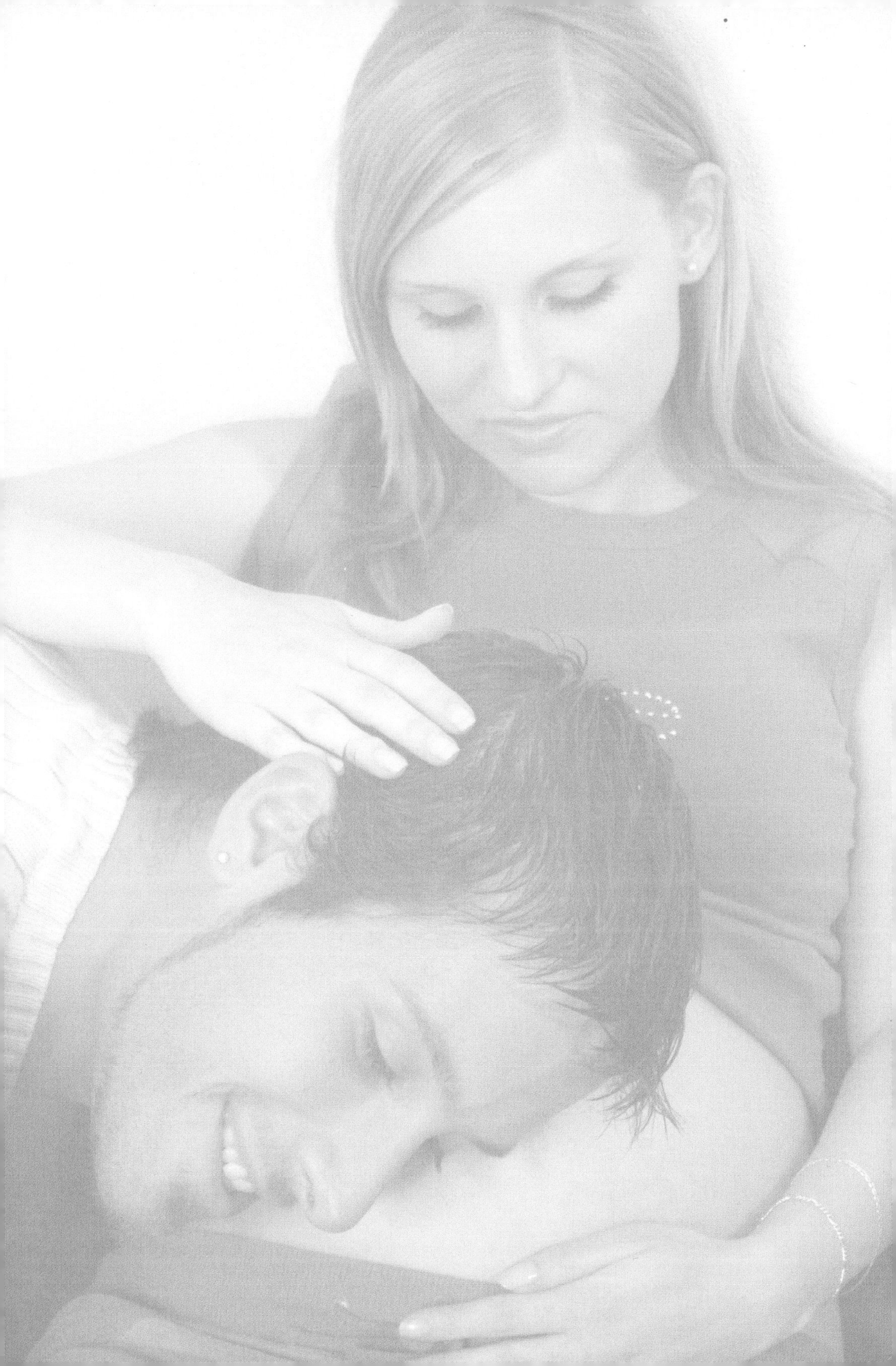

Inhalt

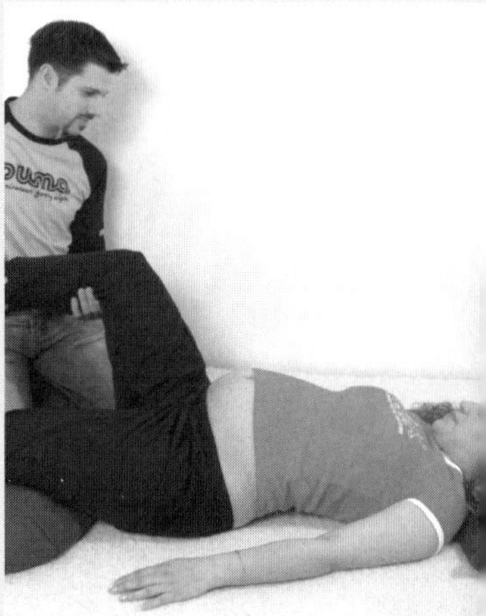

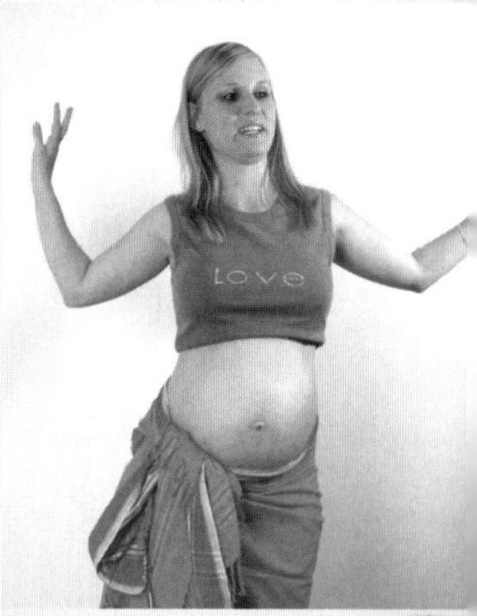

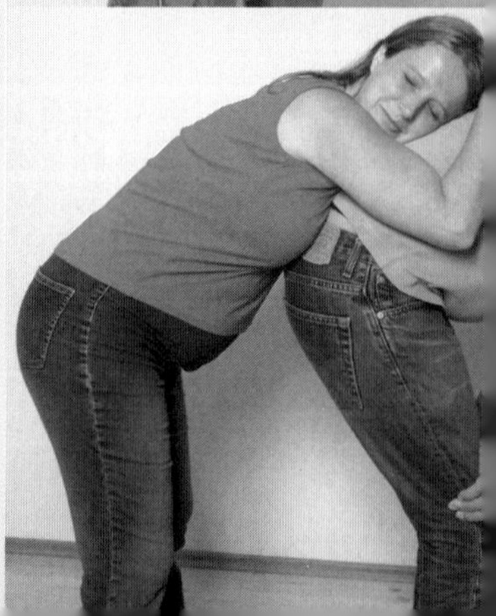

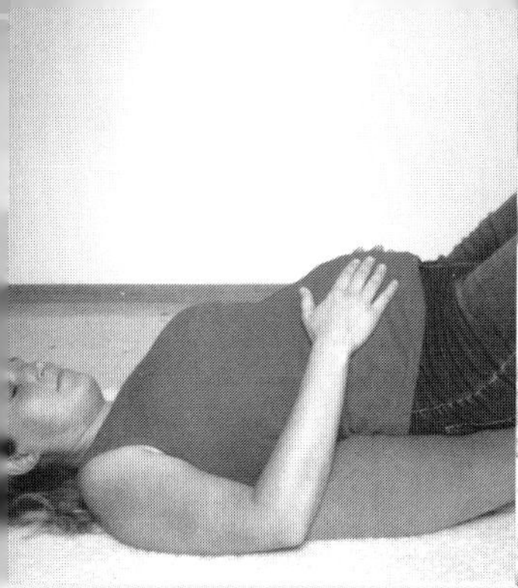
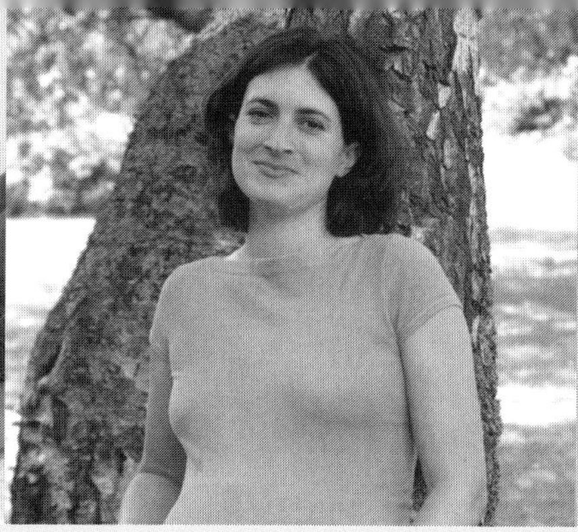
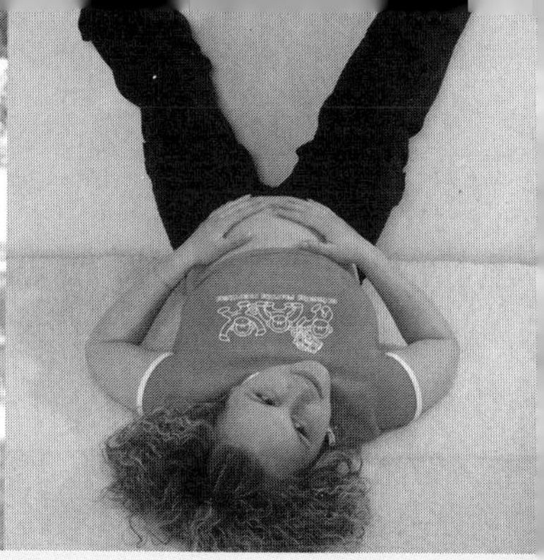

Inhalt

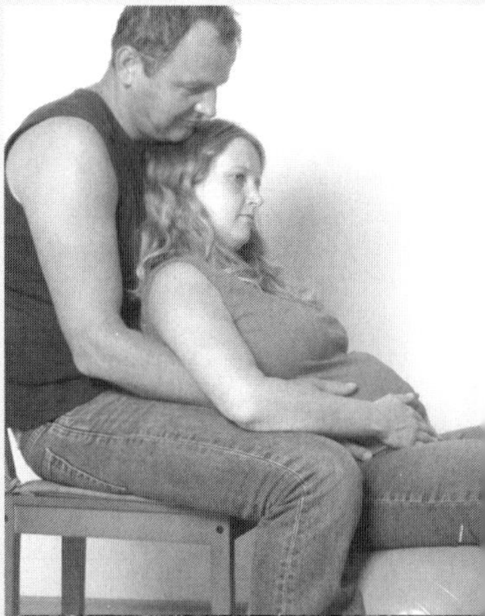

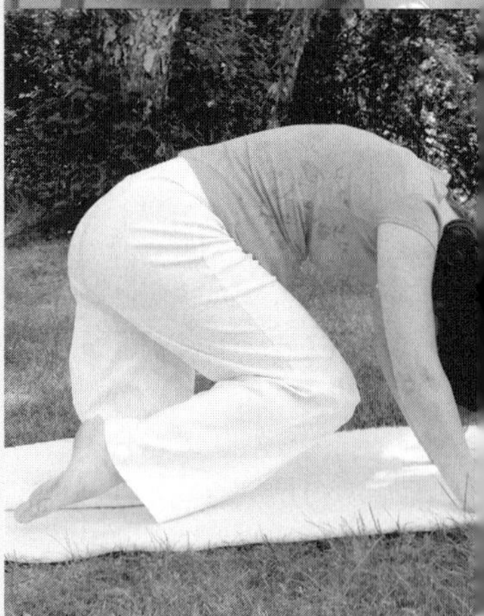

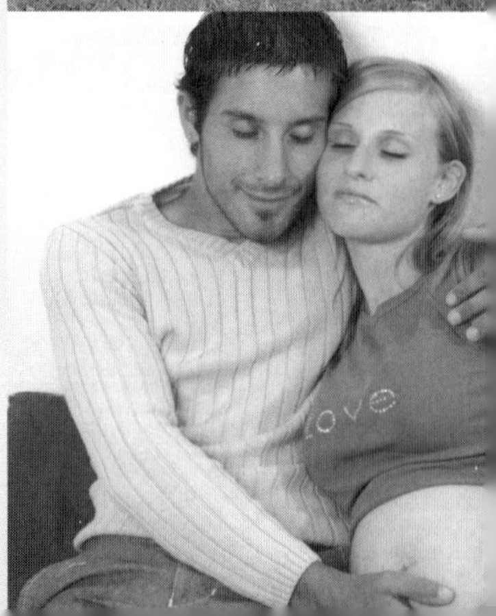

Einleitung

Herzlichen Glückwunsch zu Ihrer Schwangerschaft! Es beginnt die spannendste Zeit Ihres Lebens.

Dieses Buch ist für Sie geschrieben, um Sie optimal auf die Geburt und die Elternschaft vorzubereiten. Seit über 25 Jahren setzt die GfG (Gesellschaft für Geburtsvorbereitung – Familienbildung und Frauengesundheit) in der Geburtsvorbereitung in Deutschland neue Maßstäbe.

Unsere Überzeugung ist: Für eine umfassende Vorbereitung reicht nicht das Erlernen einer Atemtechnik oder anderer isolierter Methoden. Sie müssen vielmehr in allen, auch unerwarteten, Situationen flexibel reagieren – und sich auf die jeweilige Situation einlassen können. Der Umgang mit Geburt ist zuallererst Einstellungssache. Um die eigene Einstellung zu finden, vielleicht zu ändern, ist der Austausch mit anderen werdenden Eltern, wie er im Geburtsvorbereitungskurs stattfindet, besonders hilfreich. Dieses Buch kann daher auf keinen Fall den Kurs einer GfG-Geburtsvorbereiterin® ersetzen. Es bietet aber Ersatz, falls Sie keinen Kurs belegen konnten oder der Geburtsvorbereitungskurs Ihnen nicht zusagt. Und Sie können das Buch zusätzlich zu einem Kurs zum Nachlesen und Nachschlagen zu Hause nutzen.

Haben Sie keinen GfG-Geburtsvorbereitungskurs® besucht, so empfehle ich Ihnen, nach der Geburt z. B. die GfG-Familienbegleitung® (siehe Seite 123). Denn dann werden erst recht viele Fragen und Unsicherheiten auf Sie einstürmen. Eine Gruppe, in der alle diese Fragen Platz und Raum haben, in der Sie sich mit anderen Müttern oder Eltern austauschen können, in der Sie für sich (mit Rückbildung) und für Ihr Baby (z. B. mit Babymassage) etwas tun können, ist dabei eine unverzichtbare Hilfe.

Versuchen Sie, mit vielen Paaren in der gleichen Situation Kontakt aufzunehmen. Sie werden feststellen: Es gibt viele Wege zum Ziel – und jeder muss seinen eigenen gehen.

Für Schwangere gibt es heute eine Flut von Informationen, aus denen Sie wählen können. Um Entscheidungen bewusst treffen zu können, sollten Sie herausfinden, was Ihnen wichtig ist. Die fachlichen Informationen bietet Ihnen kurz gefasst dieses Buch. Vor allem aber liegt mir am Herzen, dass Sie Ihre Schwangerschaft genießen können und dass die Geburt Ihres Kindes nicht nur das einschneidendste Erlebnis Ihres Lebens wird – denn das wird es ganz bestimmt –, sondern auch das beeindruckendste und bedeutendste.

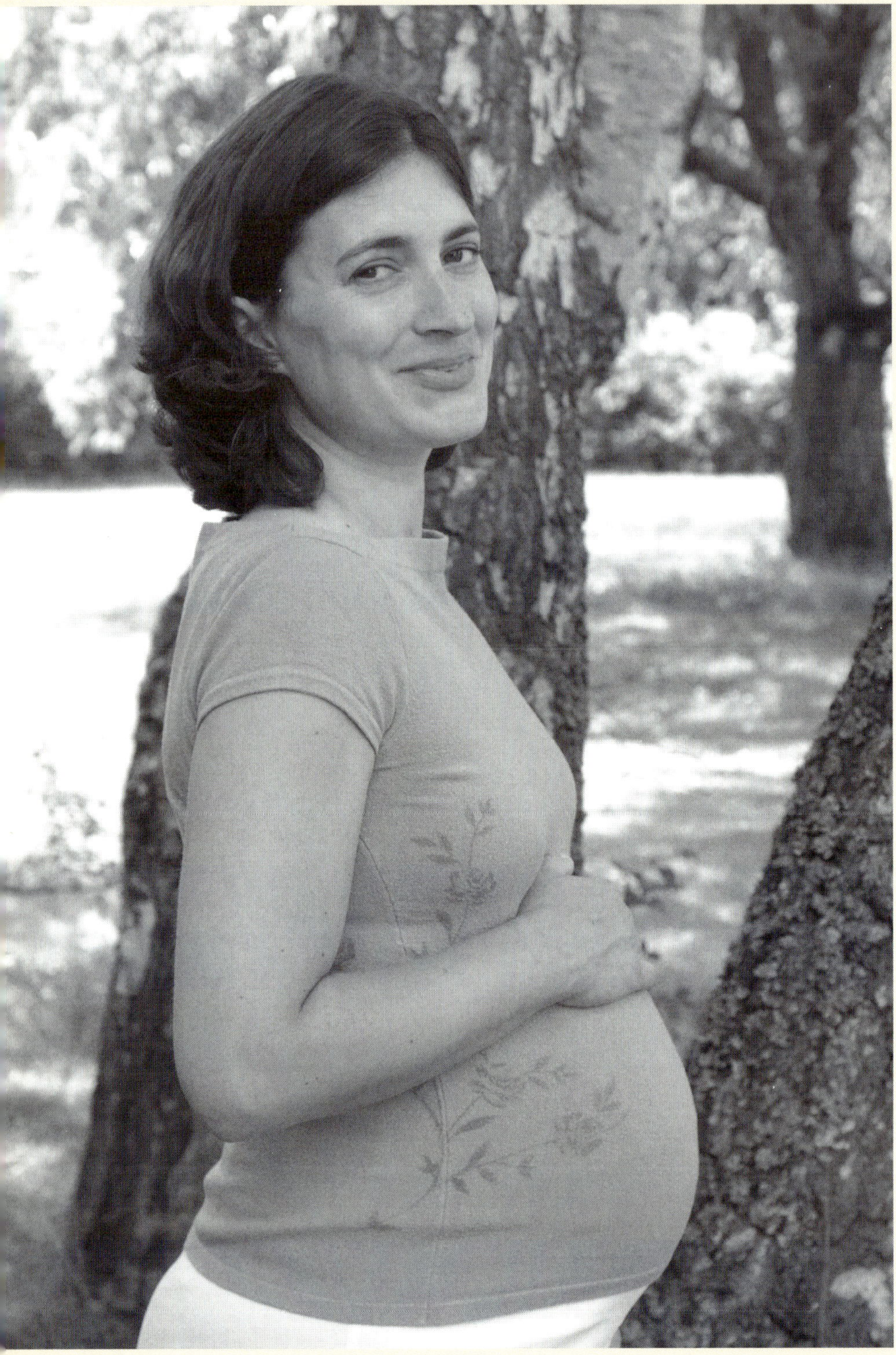

Kapitel 1

Geburtsvorbereitung – warum und wie

Sie sind neun Monate schwanger. Nutzen Sie diese Zeit für sich und Ihr Kind. Sie brauchen kein Fitnesstraining für die Geburt. Eine Geburt ist zwar eine Höchstleistung, doch Ihr Körper ist optimal darauf ausgerichtet. Er passt sich neun Monate lang der Schwangerschaft und der bevorstehenden Geburt an, und er kennt den Geburtsablauf sozusagen «automatisch». Beim Menschen ist aber, im Gegensatz zu anderen Säugetieren, auch immer der Kopf beteiligt. Ein Kind kann man jedoch nicht mit dem Kopf gebären. Unsere Vernunft, unser Intellekt, die sonst im Alltag gefordert sind, sind bei einer Geburt eher hinderlich. Dieses Buch soll Ihre Zuversicht und Ihr Vertrauen stärken, dass Ihr Körper alle notwendigen Voraussetzungen für die Schwangerschaft, die Geburt und letztendlich das Stillen besitzt.

Geburtsvorbereitung bedeutet somit vor allem, die Veränderungen in der Schwangerschaft zu begleiten und sich auf das große Ereignis Geburt einzustellen. Kein aufgesetztes Muskeltraining, sondern das Gespür für die körperlichen Vorgänge und Bedürfnisse sind hier wichtig.

Darum ist auch nicht jeder Geburtsvorbereitungskurs eine gute Vorbereitung. Denn die Kurse sind sehr unterschiedlich.

Entscheiden Sie sich informiert:

- Paarkurse gibt es viele, aber wird der Partner auch mit Übungen und «Väterthemen» einbezogen?
- Gehen Sie allein, sollten Sie auch nach einem Kurs suchen, der nur für Frauen ist. Andere Paare zu erleben könnte frustrierend sein, wenn der eigene Partner nicht mitwill, nicht mitkann oder gar nicht da ist.
- Drei Bereiche sollte ein Kurs beinhalten:
  Körperarbeit mit Atemübungen, Entspannung und Körperübungen, z. B. gegen Beschwerden.
  Informationen über Schwangerschaft, Entwicklung des Kindes, Geburtsverlauf und mögliche Abweichungen sowie über die Zeit nach der Geburt und das Stillen.
  Austausch, um andere Paare kennen zu lernen und Erfahrungen miteinander auszutauschen.
- Sind Sie sportlich sehr aktiv und möchten sich auch während der Schwangerschaft viel bewegen, dann sollten Sie dies zusätzlich zum Geburtsvorbereitungskurs tun. Informieren Sie sich über spezielle Angebote für Schwangere wie Schwimmen, Gymnastik, Yoga oder Bauchtanz in Ihrer Nähe.
- Achten Sie auf die Gruppengröße. Mehr als zehn Paare im Kurs sind zu viel für den Austausch untereinander.

- Wenn Sie eine gute Begleitung in der letzten Phase der Schwangerschaft und eine intensive Vorbereitung suchen, sind bis zu 14 Stunden (meist sieben Abende) sehr knapp. Es gibt auch Kurse, die länger dauern, dann aber auch etwas mehr kosten. Besonders zu empfehlen sind Kurse, die nach der Geburt mit einem Programm für Eltern (z. B. Familienbegleitung und Rückbildung, s. S. 123f.) fortfahren. So können Sie in der Gruppe zusammenbleiben.
- Alle Inhalte eines guten Geburtsvorbereitungskurses und zudem einen echten Partnerkurs haben Sie garantiert, wenn Ihre Kursleiterin eine anerkannte GfG-Geburtsvorbereiterin® ist.
- In welcher Einrichtung der Kurs stattfindet, ist nicht so wichtig, die Unterschiede liegen vor allem bei den Kursleiterinnen. Wenn Sie allerdings einen Kurs in einer Klinik belegen, dann werden die Informationen immer auf das Krankenhaus abgestimmt sein und eher keine Hinweise z. B. über verschiedene Geburtsmöglichkeiten beinhalten. Wenn Sie allerdings schon umfassend über die Unterschiede, beispielsweise bei einer Kaiserschnitt-Entbindung, im Bilde sind, dann kann eine Vorbereitung in dem gewählten Krankenhaus sinnvoll sein.

Früh genug beginnen

Mit Beginn der Schwangerschaft bereitet sich Ihr Körper auf die Veränderungen der Schwangerschaft und auf den großen Augenblick der Geburt vor.

In den ersten Wochen und Monaten sind Sie sicher mit der seelischen Einstellung, mit dem Gedanken, ein Kind in sich auszutragen und Mutter zu werden, beschäftigt. Doch auch Vorstellungen zur Geburt werden schon auftauchen und die Frage, wie Sie damit fertig werden.

→ Dazu ein wichtiger Tipp:

Hören Sie sich nur die Geschichten an, die von positiven Geburten berichten. Viele Frauen neigen dazu, ihre Geburten im Nachhinein zu dramatisieren. Das klingt ja spannender und interessiert die Zuhörer meist mehr. Lassen Sie «Horrorgeschichten» an sich vorbeiziehen. Geburt ist etwas Aufregendes und Einmaliges, und es ist ein wunderschönes Ereignis: Sie werden Ihr Kind gebären! So wie es Millionen von Frauen vor Ihnen getan haben.

Geburtsvorbereitung bedeutet nicht nur die direkte Vorbereitung auf die Geburt, sondern auch, den Körper in seinen Veränderungsprozessen zu unterstützen. Dabei sollten Sie die Chance der langen Schwangerschaft nutzen und einige geburtsvorbereitende «Übungen» in Ihren Alltag einbauen. Dabei geht es vor allem um

- Ihre Haltung und Ihre Bewegungen,
- Ihren Beckenboden
- und Ihren Atem.

Im Vordergrund steht dabei immer die Selbstwahrnehmung: Ich spüre, dass es mir so gut tut und so nicht günstig für mich ist.

Beispiel: *Sie stehen in einer Schlange an der Supermarktkasse und spüren, dass Ihr Rücken zu schmerzen beginnt: Sie suchen eine rückenschonende Haltung, z. B. beugen Sie sich vornüber und stützen Ihren Oberkörper auf dem Griff des Einkaufswagens ab.*

Beispiel: *Sie sind in einer Sitzung und hatten keine Zeit, sich optimal vorzubereiten. Sie nehmen wahr, dass Ihre Schultern hochgezogen sind und Sie schnell und flach atmen. In dem Moment, da Sie das an sich wahrnehmen, können Sie es schon ändern: Schultern fallen lassen, den Atem ruhig und langsam in Richtung Bauch fließen lassen und bewusst möglichst durch den Mund ausatmen.*

Durch die Körperwahrnehmung in Ihrem Alltag lernen Sie ganz schnell, Haltung, Bewegung und Atem bewusst zu verändern. Je früher Sie damit anfangen, desto selbstverständlicher wird es für Sie: Nicht nur bei der Geburt, sondern in Ihrem weiteren Leben können Sie dann davon profitieren.

Es ist kein großer Aufwand, Sie müssen nur daran denken. Und nun einige kleine Übungen, die Ihnen von Anfang an helfen und Sie auf die Geburt vorbereiten.

Haltung

Mit richtigem Stehen und Sitzen können Sie Verspannungen, Rücken-, Schulter- und Nackenschmerzen vorbeugen. Darum ist es so wichtig, auf die Haltung zu achten und sie immer wieder zu verändern. Um ein Gefühl für Ihre richtige Haltung zu bekommen, sollten Sie die folgende Übung immer mal wieder in Ruhe durchführen, dann können Sie bald überall schnell und unauffällig Ihre kleinen Haltungskorrekturen vornehmen.

Stellen Sie sich zunächst aufrecht so hin, wie Sie gewöhnlich stehen. Und nun beobachten Sie sich, beginnend bei den Füßen:
Wo lastet mein Körpergewicht am stärksten auf den Füßen?
Wo haben meine Füße mehr, wo weniger Kontakt zur Unterlage?
Wie würde ein feuchter Abdruck des Fußes aussehen?
Fühlen Sie sich so sicher und standfest?
Wie sind Ihre Knie? Durchgedrückt oder leicht gebeugt?
Wie spüren Sie Ihr Becken? Ist es gekippt, stehen Sie also sehr mit Hohlkreuz und der Bauch zieht nach vorn, oder ist es eher aufgerichtet, eher weich und etwas nach vorn geschoben?
Und dann die Schultern: Sind sie hochgezogen, nach hinten oder nach vorn gedrückt?
Wie ruht Ihr Kopf auf Ihrem Hals?

So wie Sie von unten nach oben Ihrer Haltung nachgespürt haben, gehen Sie jetzt noch einmal von unten nach oben mit Ihrer Wahrnehmung und probieren aus, wie Sie Ihre Haltung verbessern können.

Stellen Sie die Füße hüftbreit auseinander und verlagern Sie Ihr Gewicht mal mehr zu den Zehen, mal mehr zu den Fersen, mal zu den Außen-, mal zu den Innenkanten. Ganz langsam pendeln Sie sich ein, sodass Sie angenehm aufrecht stehen. Ziehen Sie die Innenknöchel der Füße ein wenig nach oben wie an einem Faden vom Innenknöchel zum Kniegelenk. Das Gewicht wird dabei minimal auf die Außenkante Ihrer Füße verlegt.
Als Nächstes drücken Sie Ihre Knie

> Die Schwangerschaft positiv genießen, zur Ruhe kommen, es sich gut gehen lassen, sich pflegen – und manche Dinge, die belasten, gar nicht mehr so wichtig nehmen. Je besser es Ihnen geht, desto besser kommen Sie mit den Veränderungen zurecht.

richtig fest durch, lösen dann mit dem Ausatmen die Anspannung und lassen die Kniegelenke ganz weich, ganz leicht angebeugt.
Spüren Sie, wie sich die Stellung Ihres Beckens verändert, wenn Sie in den Knien nachgeben? Das Hohlkreuz ist dann nicht mehr so ausgeprägt, Ihr Becken ist jetzt aufgerichtet.
Um ein Gespür für Ihr Becken zu bekommen, bewegen Sie es leicht nach rechts und nach links, nach vorn und nach hinten, und dann kreisen Sie, lassen die Kreise immer kleiner werden und finden «Ihre Mitte», den richtigen Schwerpunkt für Ihr Becken. (Es kann gut sein, dass Sie durch die Schwangerschaft etwas aus Ihrem Gleichgewicht gekommen sind.)
Kreisen Sie ebenso leicht mit Ihrem Oberkörper, bewegen Sie ihn vor und zurück und finden Sie auch hier Ihre Mitte.
Nun ziehen Sie die Schultern Richtung Ohren und lassen sie laut ausatmend wieder fallen. Kreisen Sie mit den Schultern vor und zurück. Indem Ihre Kreise wieder kleiner werden, finden Sie die Stelle, an der Ihre Schultern ganz ohne Anstrengung und Anspannung ruhen: nicht hochgezogen, nicht heruntergedrückt und nicht nach vorn oder hinten gedrückt.
Zum Schluss bewegen Sie Ihren Kopf leicht vor und zurück und finden auch hier wieder den Punkt, an dem Ihr Kopf so auf dem Hals ruht, dass Sie sich nicht im Nacken verspannen.
Stellen Sie sich jetzt einen Faden oben an Ihrem Hinterkopf vor, der Sie wie eine Marionette hochzieht. Wenn Sie sich mit dieser Vorstellung aufrichten – dabei weich in den Knien bleiben, die Schultern unten lassen –, dann spüren Sie sicher, dass sich Wirbelsäule, Hals und Nacken strecken.

Wenn Sie diese Übung ein paarmal durchgeführt haben, werden Sie in Ihrem Alltag ganz bestimmt öfter auf Ihre Füße, Knie und Schultern achten und entspannter sitzen, stehen oder gehen. Oft reichen dann zur Lockerung ein bisschen Schulterkreisen, leichte Kopfbewegungen oder das Nachgeben in den Knien.

Mit dieser Vorstellung durch den Körper zu wandern, ist auch beim Sitzen hilfreich. Wie schnell «sacken» wir zusammen, wenn wir eine Weile sitzen. Der «Marionettenfaden» am Hinterkopf kann uns da ebenso aufrichten wie das bewusste Sitzen auf den Sitzbeinhöckern. Lernen Sie also Ihre Sitzbeinhöcker als Hilfe für aufrechtes Sitzen kennen.

Sitzbeinhöcker erspüren

Sie sitzen auf einem Stuhl und spüren dabei die Knochen, auf denen Sie direkt sitzen. Sind Sie «gut gepolstert», hilft es, diese Knochen mit den Händen unter Ihrer Sitzfläche zu ertasten. Kreisen Sie nun mit Ihrem Becken um diese Sitzbeinhöcker. Als Nächstes bewegen Sie sich mal nach vorn, sodass Sie mehr vor den Sitzbeinhöckern sitzen, mal nach hinten, sodass die Auflagefläche dahinter liegt. Merken Sie den immensen Unterschied: Hinter den Sitzbeinhöckern sitzen Sie zusammengefallen mit rundem Rücken, während Sie auf bzw. vor den Sitzbeinhöckern automatisch gerade sitzen. Versuchen Sie sich immer wieder daran zu erinnern beim Sitzen: Auf den Sitzbeinhöckern sitzen!

Indem Sie Ihre Haltung immer wieder korrigieren, Ihren Schwerpunkt neu finden, eine noch günstigere und bequemere Position ausprobieren, können Sie auf die Veränderungen Ihres schwangeren Körpers reagieren. Das Gefühl für die Bedürfnisse Ihres Körpers verstärkt sich und Ihr Vertrauen, dass Sie und Ihr Körper «zusammenarbeiten» – eine wichtige Voraussetzung für die Geburt.

Wenn Sie sich angewöhnt haben, auf Ihr körperliches Wohlbefinden zu achten, so hilft Ihnen das auch im weiteren täglichen Leben – und ist gesund.

Beckenboden

Ihr Beckenboden, das sind die Muskelschichten, die Halte- und Stützfunktionen für die inneren Organe wie Gebärmutter und Blase haben. Sie sollen halten und «abdichten». Bei der Geburt sollen sie aber gerade das Gegenteil: nachgeben und sich für das Baby öffnen. Deshalb ist es so wichtig, dass Sie selbst spüren können, wie der Beckenboden angespannt wird und wie er sich entspannt anfühlt. Auch das ist reine Übungssache. Die «unauffälligen» Beckenbodenübungen können Sie in Ihren Alltag einbauen und, wann immer Sie daran denken, durchführen.

Der Beckenboden besteht aus einer Ringmuskulatur, die wie eine Acht um Scheide und After liegt.

Beckenbodenübungen sind ein sehr gutes Training für die Geburt, auch zur Vermeidung eines Dammschnittes. Sie sind aber ebenso wichtig für die Zeit danach, wenn sich alles zurückbildet. Zur Vermeidung einer Harninkontinenz (unkontrollierter Urinabgang), unter der Frauen nicht nur im Alter sehr oft leiden, sollten Sie den Beckenboden lebenslang und möglichst täglich trainieren.

Die erste Übung für den Beckenboden heißt «Toilette ist besetzt»:

Spannen Sie die Muskeln um Scheide und After so an, als wollten Sie Urin aufhalten. Halten Sie so einen Moment die Spannung und lassen Sie dann langsam wieder los. Mehrmals anspannen, entspannen. Je öfter Sie üben, desto besser geht's.

Außer dem bewussten kurzen Anspannen und Entspannen der Muskulatur versuchen Sie auch wahrzunehmen: Wann ist mein Beckenboden angespannt, wann ist er entspannt? Achten Sie bei verschiedenen Gelegenheiten darauf, je nachdem, wie Sie sitzen, stehen oder sich bewegen, bei einem wichtigen Gespräch, bei einem lustigen oder traurigen Film, beim Zähneputzen …

Die «Fahrstuhlübung»:

Stellen Sie sich vor, Ihr Beckenboden ist ein Fahrstuhl und Sie sind mit Ihrem Beckenboden im Erdgeschoss. Fahren Sie nun in den ersten Stock, halten kurz und fahren dann in den zweiten. Dort halten Sie wieder an, wenn es geht, fahren Sie noch in den dritten Stock, sonst Stockwerk für Stockwerk wieder hinunter. Halten Sie in jeder Etage kurz an. Wenn Sie wieder im Erdgeschoss sind, fahren Sie noch etwas tiefer in den «Keller». Jetzt müsste Ihr Beckenboden total entspannt sein. Da der Beckenboden aber immer eine gewisse Grundspannung hat, ist es wichtig, zum Abschluss immer wieder in den ersten Stock zu fahren. Und: Achten Sie auf Ihren Atem, halten Sie den Atem nicht an, sondern versuchen Sie, fließend aus- und einzuatmen. Wenn Sie das öfter geübt haben, können Sie sich in höhere Stockwerke vorwagen. Je öfter Sie üben, desto mehr Stockwerke schaffen Sie. Das Anhalten in jeder Etage beim Herunterfahren sollte aber auch klappen.

Verzweifeln Sie nicht, das ist nur am Anfang schwierig, häufige Fahrstuhlfahrten steigern Ihr Gefühl für den Beckenboden. Machen Sie die Übung, wann immer Sie daran denken: an einer roten Ampel, während Ihr Computer hochfährt, im Wartezimmer …

Wenn Ihnen die Fahrstuhlübung zu langweilig wird, probieren Sie zunächst eine Variante der Übung «Toilette besetzt» und dann «mit dem Beckenboden blinzeln»:

Versuchen Sie, den Beckenboden ausatmend einzuziehen, nehmen Sie die Spannung wahr und lösen Sie sie langsam wieder.
Sie können auch mit dem Beckenboden blinzeln oder Zahlen oder Buchstaben schreiben. Auch beim Liebesspiel können Sie ihn aktiv einsetzen. Ihr Partner wird daran ebenso viel Genuss finden wie Sie selbst.

Atem

Bei den Beckenbodenübungen haben Sie schon erfahren, wie wichtig es zur Entspannung ist, dass der Atem fließt. Wir neigen automatisch dazu, die Luft anzuhalten, wenn wir eine neue, schwierige Aufgabe erledigen. Damit das bei der Geburtsarbeit nicht passiert, wenn die Wehen kommen, sollten Sie auch das Atmen schon in Alltagssituationen ausprobieren und üben. Der fließende Atem und das bewusste Ausatmen helfen Ihnen bei körperlicher Anstrengung ebenso wie in Stresssituationen.

Gewöhnen Sie sich also am besten gleich zu Beginn der Schwangerschaft an, Ihren Atem immer wieder zu beobachten und in besonderen Situationen auch bewusst das Atmen als Kraft- und Entspannungshilfe einzusetzen.

Grundregeln für Schwangere

Die Anleitungen sollten Sie ab sofort einhalten. Sie sind nicht nur wichtig für Schwangere zur Vorbeugung gegen Rückenschmerzen, sondern für alle Menschen, die Rückenprobleme haben.

1. Wenn Sie aus der Rückenlage aufstehen, dann machen Sie das bitte immer ganz gemütlich, indem Sie sich auf die Seite drehen, mit dem Ellenbogen abstützen und langsam über die Seite hochkommen. Niemals gerade hochkommen, das ist zu belastend für Bauch- und Rückenmuskulatur.
2. Wenn Sie sich bücken müssen oder etwas heben, dann bitte nur, indem Sie leicht in die Hocke gehen und mit geradem Rücken hochkommen. Halten Sie schwere

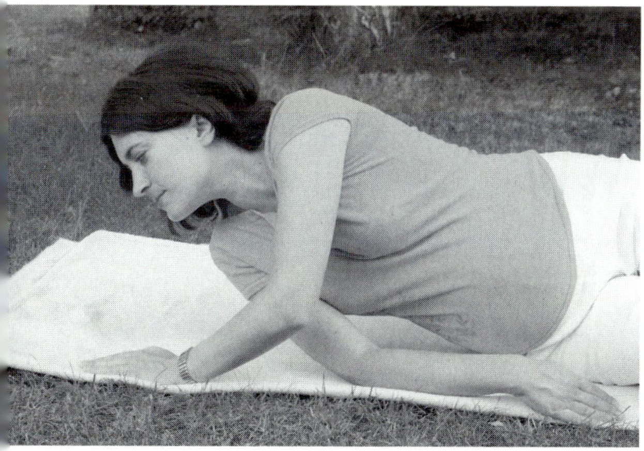

Kommen Sie immer ganz gemütlich über die Seite hoch

Gegenstände dicht vor Ihrem Körper.

3. Um Ihren schwangeren Bauch nicht vor Ihren Beckenknochen zu tragen und damit Bauch- und Rückenmuskulatur zu sehr zu belasten, sollten Sie Ihr Becken immer wieder aufrichten. Vielleicht gelingt Ihnen das, indem Sie sich vorstellen, Ihr Becken sei ein «Eierbecher», in dem Ihr Kind geschützt ruht. Dann werden Sie automatisch in den Knien weich werden und schieben das Becken etwas vor, damit kommen Sie aus dem Hohlkreuz heraus.

Werdende Väter

Auch Ihr Partner ist «mit schwanger», denn auch für ihn beginnt die Zeit der Veränderung. Nicht unbedingt der körperlichen, obwohl viele Männer jetzt am Bauch zulegen, aber auf jeden Fall die gefühlsmäßige Vorbereitung und die Umstellung zum Elternsein.

Viele Väter gehen heute mit zu den Vorsorgeuntersuchungen in der Schwangerschaft, vor allem wenn Ultraschallaufnahmen anstehen. Für sie wird realer, dass dort ein Mensch heranwächst, dass ein Herz schlägt. Das Ultraschallbild – selbst das dreidimensionale – ist aber keine realistische Abbildung Ihres Kindes. Machen Sie sich selbst ein «Bild», indem Sie Kontakt aufnehmen mit Ihrem Kind, es streicheln durch die Bauchdecke und seine Reaktionen abwarten, mit Ihrem Kind reden, damit ihm auch Ihre Stimme schon vertraut wird.

Alle erkundigen sich nach dem Befinden Ihrer Frau – wie es Ihnen geht, fragt selten jemand. Das ist ziemlich ungerecht, denn werdende Väter müssen während der Schwangerschaft einiges «wegstecken». Sie machen sich ihre eigenen Gedanken um die Zukunft und spüren Unsicherheiten, gleichzeitig sind werdende Väter die wichtigste Stütze ihrer schwangeren Partnerin. Sie teilen mit ihr die Hoffnungen und Ängste für das heranwachsende Kind, und sie sind sich bewusst, dass sie jetzt schon zur sozialen Umgebung des Kindes gehören. Sie wissen, wenn es Ihrer Frau gut geht, geht es auch dem Kind gut. Sie wissen, dass schwangere Frauen daher verwöhnt und umsorgt werden sollten. Sie wissen, dass diese Zeit für ihre Partnerin sehr verunsichernd ist, dass viele Fragen auftauchen und dass dies zusammen mit den Schwangerschaftshormonen für ein Auf und Ab der Gefühle sorgt und zu plötzlichen Stimmungsschwankungen führt. Da hilft es sicher, wenn Sie hören, wie es anderen Männern in ähnlichen Situationen ergeht. Die Möglichkeit dazu finden Sie in einem Geburtsvorbereitungskurs für Paare, der die Partner wirklich einbezieht. In vielen Städten gibt es auch besondere Gesprächsgruppen für Väter und die, die es gerade werden.

Machen Sie möglichst viel gemeinsam, z. B. auch die Übungen dieses Buches, dann können Sie die Vorfreude gemeinsam genießen.

Sprechen Sie offen darüber, wie Sie sich Ihre Teilnahme an der Geburt vorstellen. Es ist kein «Muss», dass die Väter dabei sind. Vielleicht fühlt sich Ihre Partnerin «unbeobachteter» und kann freier agieren, wenn sie allein ist. Wenn Sie zum ersten Mal Vater werden, können Sie sich keine Vorstellung davon machen, was auf Sie zukommt (auch Ihre Partnerin nicht). Sprechen Sie Ihre Unsicherheiten und Ängste in einem Paarkurs an oder reden Sie mit Vätern, die schon bei Geburten dabei waren. In den meisten Fällen werden Sie von beeindruckenden Erlebnissen hören, die keiner der Väter missen möchte. Auf jeden Fall sollten Sie planen, sofort da zu sein, wenn Ihr Kind geboren ist. Diese ersten Augenblicke sind für Sie drei wichtig.

Sollte ein Kaiserschnitt notwendig werden, können Sie Ihrer Partnerin eine große seelische Hilfe sein, wenn Sie ihr im Operationssaal beiseite stehen. So verpassen Sie auch die ersten Minuten Ihres Kindes nicht, können es eventuell gleich halten und mit Ihrer Frau und dem Kind «kuscheln». Sie brauchen vor der OP keine Angst zu haben, Sie sehen von der Operation nichts. Es geht nur darum, dass Sie bei Ihrer Frau – zumindest wenn sie mit einer Periduralanästhesie (PDA) bei Bewusstsein ist – und dann bei Ihrem Kind sind.

Sie brauchen nicht zu befürchten,

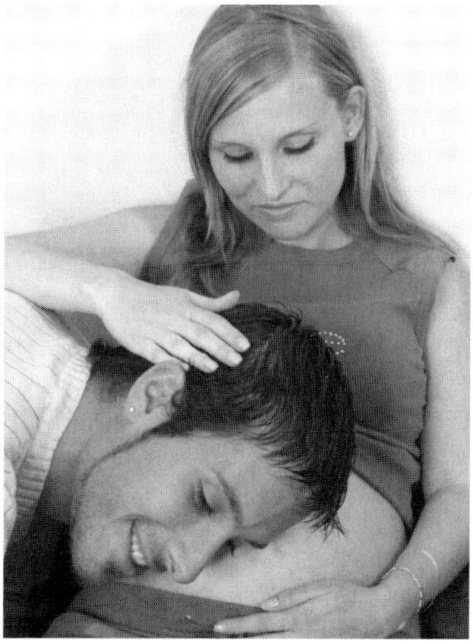

dass Sie bei der Geburt oder bei einem Kaiserschnitt überflüssig sind. Sie werden von Ihrer Partnerin sicher als Halt und Hilfe empfunden. Das Wichtigste ist dabei Ihre Nähe – und dass Sie ihre Hand halten. Sie haben aber, wie dieses Buch Ihnen zeigen wird, viel mehr Möglichkeiten, Ihre Partnerin konkret zu unterstützen, zu halten und zu motivieren.

Sexualität

Der wachsende Bauch und das Kind darin sind eine ungewohnte, neue Erfahrung, und manche Paare lassen sich dadurch verunsichern. Seien Sie gewiss, die Liebe und Zuneigung zwischen Ihnen, auch die körperliche, kann Ihrem Kind nur gut tun. Es ist geschützt in seinem «Nestchen», und auch intensiver Geschlechtsverkehr kann ihm nichts anhaben. Selbst wenn eine schwangere Frau nach einem Orgasmus einen harten Bauch (Wehen) bekommt, ist das normal und nicht problematisch, vorausgesetzt, die Uteruskontraktionen lassen wieder nach. Sie sind ungefährlich für das Kind und leiten auch keine Geburt ein.

Aber es ist nicht nur der ungewohnte «Dritte», der Sie beschäftigen kann. Vielleicht hat eine Schwangere zeitweise oder sehr oft keine sexuelle Lust, aber ein großes Bedürfnis nach Nähe und Zärtlichkeit. Sprechen Sie also beide über Ihre Gefühle und Wünsche. Von der medizinischen Seite gibt es in den seltensten Fällen Einschränkungen, aber Ihre eigene Lust – oder auch nicht – ist der Gradmesser. Sie beide sollten wissen, dass es alle Variationen in der Schwangerschaft gibt, von keinem Bedürfnis nach Sex bis hin zu wesentlich mehr Lust als vor der Schwangerschaft. Viele Frauen können die Schwangerschaft ohne Verhütung mit einem neuen intensiven Körperempfinden so richtig genießen und haben weitaus häufiger Interesse, mit ihrem Partner zu schlafen oder auch zu masturbieren als sonst. Die Zeit der Schwangerschaft kann sehr kreativ sein: Mit dem Dickerwerden des Bauches sind gewohnte Stellungen plötzlich nicht mehr so angenehm, das ist eine Chance, Neues auszuprobieren.

Nützliche Tipps

Geburtstermin

Der voraussichtliche Termin ist sicher schon berechnet: zum einen nach der Naegel'schen Regel – 1. Tag der letzten Menstruation +7 Tage – 3 Monate – und zum anderen anhand der ersten Ultraschallmessung. Beide Verfahren geben nur einen ungefähren Termin an. Entscheidend ist auch Ihre Zyklusdauer. Legen Sie sich also nicht zu sehr auf den Termin fest: Das Kind kann ebenso 14 Tage früher oder später kommen. Beim ersten eher später. «Erfahrene» Frauen geben deshalb den Geburtstermin Freunden und der Verwandtschaft nie genau an, damit sie, falls das Kind später kommt, nicht von ständigen Nachfragen genervt werden.

Bewegung, Sport

Sie sollen es sich gut gehen lassen in der Schwangerschaft, und das heißt auch, dass Sie Sport treiben können. An sportlichen Aktivitäten ist fast alles erlaubt, bei dem Sie sich sicher und wohl fühlen. Wirklich ungesund sind nur Tiefseetauchen und Unternehmungen über 2000 Meter Höhe (es sei denn, Ihr Wohnort liegt so hoch).

Schwangere neigen leicht dazu, ein wenig faul zu werden. Dabei tut viel Bewegung gut – auch am Ende der Schwangerschaft, wenn man sich dick und unbeholfen fühlt. Zumindest den regelmäßigen Besuch im Schwimmbad sollten Sie sich gönnen. Viele Frauen lieben die Schwerelosigkeit ihres Körpers im Wasser und genießen es, sich in diesem Element mit Leichtigkeit bewegen zu können. Auch Tanzen oder andere fließende Bewegungen können Ihnen ein gutes Körpergefühl geben – und das tut Ihnen und Ihrem Kind gut. Die passende Musik wählen Sie ganz nach Ihren Vorlieben aus, ob Klassik oder Rock. Wenn Sie sich dabei wohl fühlen, können Sie sicher sein, dass es Ihrem Kind ebenso geht.

Gewichtszunahme

Lassen Sie sich auf keinen Fall von Gewichtstabellen verrückt machen. Das ist bei jeder Frau anders. Bei einem hohen Ausgangsgewicht vor der Schwangerschaft sollten Sie möglichst nicht viel zunehmen, weil Sie die Pfunde später schwerer wieder loswerden. Frauen, die wenig wiegen, haben da weniger Probleme. Eins dürfen Sie auf keinen Fall: hungern! Wenn Sie sich gesund ernähren, können Sie bei Heißhungerattacken auch guten Gewissens einmal «sündigen».

Ihr Baby ist allgegenwärtig

Während der ersten Monate machen sich die rapiden Veränderungen in Ihrem Körper oft mit Übelkeit oder ständiger Müdigkeit bemerkbar. Und spätestens, wenn Sie das Strampeln Ihres Kindes spüren, wird es sich immer wieder in Erinnerung bringen. Ihre Schwangerschaft wird Ihnen also ständig bewusst sein. Das ist auch gut so. Manchmal sagt uns dieses Bewusstsein: «Mute dir nicht zu viel zu, es gibt jetzt Wichtigeres», und es erinnert immer wieder, dass das Leben sich bald radikal ändern wird. Im Bauch ist Ihr Baby sehr «pflegeleicht», aber bald wird es ständig mit all seinen Bedürfnissen bei Ihnen sein. Die Schwangerschaft bereitet Sie auch darauf langsam vor.

Beziehen Sie Ihr Baby daher schon jetzt in Ihren Alltag ein, sprechen Sie mit ihm. Auch wenn es bei der Arbeit nur in Gedanken ist. Singen und tanzen Sie mit ihm. Vor allen Dingen aber kuscheln Sie mit ihm, streicheln es durch die Bauchdecke. Lassen Sie Ihren Partner an Ihrem Spiel mit dem Baby teilhaben.

Ihr Baby ist vom Beginn der Schwangerschaft an intensiv mit Ihnen verbunden und nimmt an Ihrem Erleben teil. Es gibt einen regen Austausch zwischen Mutter und Kind: über Hormone, über das Blut, über Sauerstoff und Nahrung. Das geschieht übrigens nicht einseitig, auch das Kind produziert Hormone zur Aufrechterhaltung der Schwangerschaft.

Ihr Kontakt zum Kind durch Reden, Gedanken, Streicheln beeinflusst nicht nur Ihr positives Gefühl für die Schwangerschaft, sondern auch das Kind. Sie brauchen allerdings keine Angst zu haben, wenn Sie mal schlecht gelaunt sind oder Stress oder auch negative Gefühle gegenüber Ihrem Baby – haben. Ambivalente Gefühle gehören zur Schwangerschaft dazu, und von Ärger und Stress wird Ihr Kind auch später nicht verschont bleiben. Ausschlaggebend ist die Grundhaltung, das Gefühl, geliebt und akzeptiert zu werden, das hilft, auch mit schwierigen Phasen fertig zu werden. Dieses «Urvertrauen» lernt Ihr Kind durch Sie und Ihre bedingungslose

Liebe zu ihm jetzt, in seinem vorgeburtlichen Leben, und nach der Geburt, wenn es erst recht auf Ihre Nähe und Zuwendung angewiesen ist.

Ge- und Verbote

Fliegen – wenn es denn sein muss. Flüge sind wegen der Strahlenbelastung nicht gut in der Schwangerschaft

Reisen – nur wenn es keinen Stress für Sie bedeutet und möglichst nicht in heiße Länder

Impfungen – nur nach ausführlicher fachlicher Beratung, wenn es unbedingt sein muss

Rohes Fleisch (Hackfleisch, Tatar, nicht Durchgebratenes) – nie

Weichkäse – bedingt, allerdings *keinen* mit orangefarbenen Rändern und *keinen Rohmilchkäse*

Alkohol – gestrichen

Nikotin – nie, vermeiden Sie auch eine verräucherte Umgebung

Kaffee, Tee – nur in Maßen (nicht mehr als 3–5 Tassen pro Tag und möglichst «dünn»)

Anschnallen im Auto – immer (Gurt unterhalb des Bauches und zwischen den Brüsten)

Röntgen – möglichst nicht

Medikamente – nur nach ärztlicher Empfehlung, möglichst vermeiden

Dauermedikation bei Diabetes, Mittel gegen Krampfleiden oder Schilddrüsenpräparate – unbedingt weiternehmen und exakt einstellen lassen

Sauna – mäßig und bei Gewöhnung erlaubt

Heiß baden – nicht gut für Ihr Kind, auf keinen Fall über 40 Grad

Infektionen – Röteln, Windpocken usw. meiden, ärztliche Beratung suchen, wenn in Ihrer Umgebung Erkrankungen auftreten

Übungen gegen Beschwerden

Rückenschmerzen

Rückenschmerzen treten durch die zusätzliche Gewichtsbelastung und -verlagerung häufig als unangenehme Begleiterscheinung der Schwangerschaft auf. Beachten Sie als Erstes die Grundregeln zum Tragen und Aufstehen (siehe Seite s. S. 19 f.). Vermeiden Sie alles, was die gerade Bauchmuskulatur besonders beansprucht. Gehen Sie ab und zu in die Hocke. Die folgende Übung «Becken-Uhr» ist zum einen gut gegen Rückenschmerzen, zum anderen für die Beweglichkeit des Beckens. Beckenbewegungen und Beckenkreisen sind eine gute Geburtsvorbereitung: Wann immer Sie daran denken – mit Musik oder ohne –, machen Sie kleine Beckenbewegungen (Bauchtanz).

Die Becken-Uhr

Legen Sie sich bequem auf den Rücken mit angezogenen Beinen. Spüren Sie den Kontakt zur Unterlage und nehmen Sie wahr, wo Ihr Körper die Unterlage berührt und wo nicht. Stellen Sie sich vor, Sie hätten im unteren Rückenbereich eine große Uhr: In der Taille ist die «12» und unten am Steißbein die «6». Bewegen Sie jetzt Ihr Becken so, dass Sie einmal auf der 12 und einmal auf der 6 liegen. Machen Sie die Bewegungen ganz langsam und nehmen Sie die Veränderungen im Körper wahr. Lassen Sie sich Zeit und spüren Sie Wirbel für Wirbel. Nehmen Sie wahr, bei welcher Bewegung Sie ein- und bei welcher Sie ausatmen. Wenn Ihnen die Bewegung vertraut ist, erweitern Sie Ihre Uhr um die 9 und die 3, also seitliche Bewegungen. Nun können Sie rund um die Uhr wandern, zunächst im Viertelstunden-Takt «12 – 9 – 6 – 3 – 12 …» und auch in die umgekehrte Richtung und dann im Stundenrhythmus: «12 – 1 – 2 – 3 – 4 – 5 – 6 – 7 – 8 – 9 – 10 – 11 – 12». Und in die andere Richtung. Machen Sie ganz langsam und nehmen Sie die Veränderungen bei «jeder Stunde» wahr. Zum Schluss nehmen Sie noch einmal wahr, wie Sie jetzt auf der Unterlage liegen. Hat sich etwas verändert? Wie liegt Ihr Becken? Wie fühlt sich der Nacken an? Wie ist Ihr Atem? Sie werden sicher Ihre veränderte Auflagefläche spüren, Sie liegen fester und flacher auf, also weniger im Hohlkreuz.

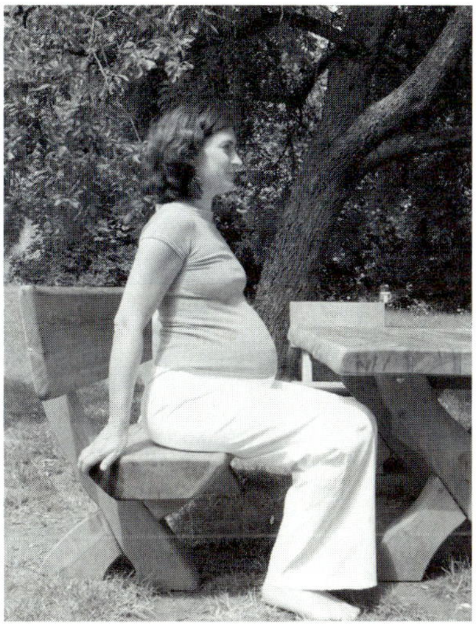

Steht der Uhrzeiger auf der 6, sind Sie im Hohlkreuz

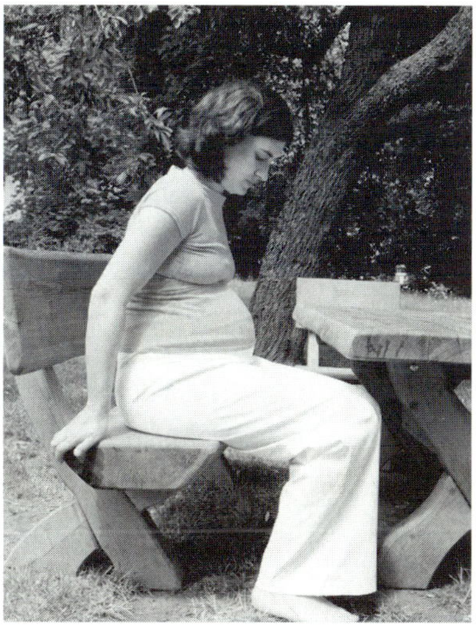

Bewegen Sie sich auf 12 Uhr, machen Sie einen runden Rücken

Diese Übung können Sie auch im Stehen an der Wand oder im Sitzen, die Arme hinten abgestützt mit geöffneten aufgestellten Beinen (siehe Foto), durchführen.

Für den Rücken besonders entlastend ist die *Becken-Uhr im Vierfüßlerstand*.

In der *sitzenden Position* können Sie den Unterschied der «6er»- und der «12er»-Haltung gut spüren: Auf der «6» sind Sie extrem im Hohlkreuz und wahrscheinlich sehr angespannt. Es ist eine richtige Abwehrhaltung. Auf der «12» machen Sie dagegen einen runden Rücken, sind weich und offen, also mehr in einer hingebenden Haltung. Wenn Sie das gespürt haben, werden Sie sicher verstehen, dass die Hohlkreuz-Haltung («6») den Geburtsvorgang blockiert, während Sie auf der «12» offen und bereit sind, Ihr Kind herzugeben. Zusätzlich ist der Geburtsweg in dieser Haltung einfacher und kürzer für Ihr Baby.

Weitere Übungen gegen Rückenschmerzen:

Hocken

Wenn der Rücken plötzlich schmerzt, gehen Sie in die Hocke, bleiben so eine Weile und legen sich dann auf die Seite. Wenn Sie sich danach auf den Rücken legen, denken Sie daran, die Beine anzuziehen bzw. ein dickes Kissen unter die Unterschenkel zu legen. Ebenso ein Kissen unter den Kopf.

Abrollen

Mit einem Tennis- oder einem anderen Ball können Sie im Stehen an der Wand den gesamten Kreuzbeinbereich abrollen. Lassen Sie die schmerzhaften Stellen nicht aus. Durch den Druck können Sie die Verspannungen dort lösen.

Beckenkreisen, Bauchtanz

Beckenkreisen ist als Geburtsvorbereitung sehr zu empfehlen. Haben Sie Rückenschmerzen, so sollten Sie sich mit dem Oberkörper auf einen großen Gymnastikball, ein Polster o. Ä. mit dem Oberkörper legen und dann sacht mit

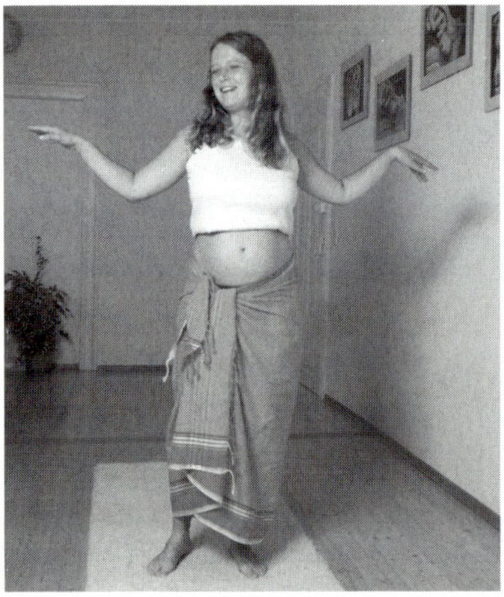

Bauchtanz macht Spaß und ist gut zur Geburtsvorbereitung

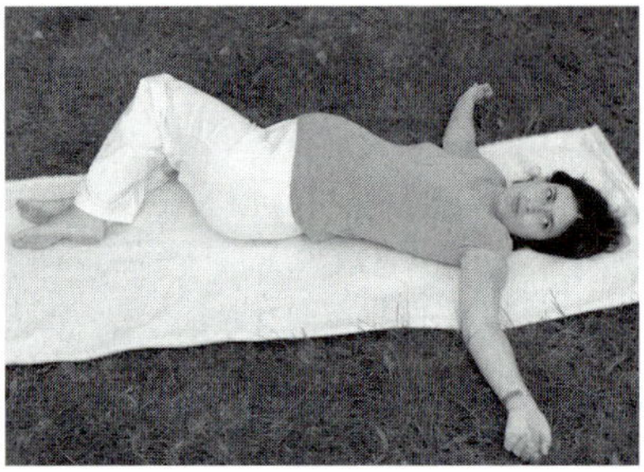

Eine entspannende Übung gegen Rückenschmerzen

dem Becken kreisen (siehe auch «Becken-Uhr»). Achten Sie darauf, dass die Bewegung möglichst nur im Becken stattfindet.

Übung gegen ein starkes Hohlkreuz

Legen Sie sich mit angezogenen Beinen auf den Rücken und kommen Sie zur Ruhe. Lassen Sie den Atem einpendeln und rekeln Sie sich zurecht. Spüren Sie nach, wo Sie Kontakt zur Unterlage haben und wo nicht. Stellen Sie sich den feuchten Abdruck Ihres Rückens vor.
Stellen Sie sich jetzt vor, Ihre Knie seien zusammengebunden. Mit diesen zusammengebundenen Knien lassen Sie die Beine langsam zur Seite gleiten (nicht fallen). Nehmen Sie die Bewegung im ganzen Körper wahr: Was bewegt sich mit, wenn Ihre Beine zur Seite gehen? Wie dreht sich der Rücken mit, wie hoch geht die Bewegung?

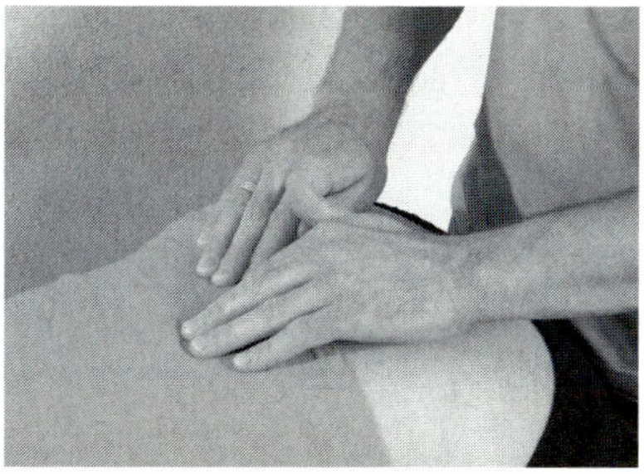

Der Partner tastet langsam Wirbel für Wirbel

Lassen Sie auch die Bewegung des Kopfes zu. Gehen Sie mit Ihren Beinen wieder langsam in die Mitte und dann ganz langsam zur anderen Seite. Es kommt immer darauf an, die Bewegung langsam und bewusst zu machen, zu spüren, was sich im Körper mit bewegt. Wenn nichts im Körper blockiert, dreht sich der Kopf in die entgegengesetzte Richtung zu den Beinen. (Das funktioniert aber bei wenigen Menschen automatisch.) Lassen Sie es zu.
Nachdem Sie mehrmals die Beine zu den Seiten geneigt haben, lassen Sie die angezogenen Beine in der Mitte und spüren Sie nach, wie Sie jetzt auf der Unterlage liegen. Hat sich etwas verändert? Wie ist der Kontakt Ihres Rückens, wie Ihr Hohlkreuz?

Paarübung «Wirbelsäule abrollen»

Sie stehen hintereinander. Lassen Sie den Kopf langsam zum Brustbein und dann Richtung Boden sinken. Geben Sie in den Knien etwas nach, damit Sie gut stehen. Wenn Sie so gebückt sind, beginnt Ihr Partner mit den Fingern Wirbel für Wirbel von unten nach oben zu berühren. Ihr gebeugter Rücken richtet sich ganz langsam entsprechend Wirbel für Wirbel wieder auf. Zum Schluss streicht Ihr Partner zu beiden Seiten der Wirbelsäule fest aus, von oben nach unten. Dann wechseln Sie die Positionen.

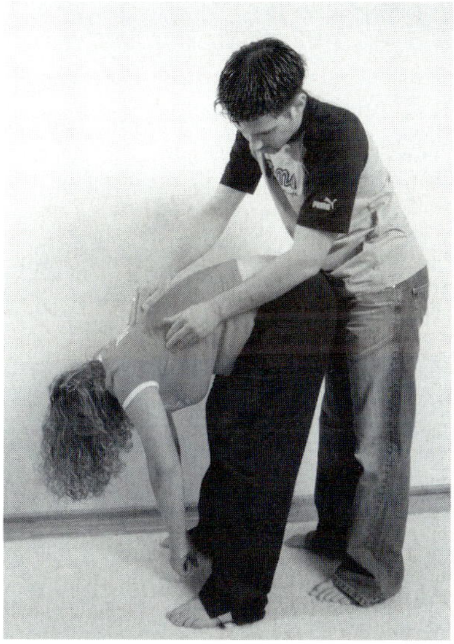

Das Ausklopfen lockert und entspannt den Rücken

Paarübung «Ausklopfen»

Sie und Ihr Partner stehen und klopfen sich zunächst jeder selbst mit einer Hand den Arm rundherum aus. Das sollten Sie mit der hohlen Hand ganz locker und schnell aus dem Handgelenk heraus machen. Haben Sie beide gespürt, wie es sich am angenehmsten anfühlt, lässt einer von Ihnen wieder den Kopf nach unten fallen, wie in der letzten Übung beschrieben. Steht der Partner gebeugt, beginnt der andere, mit der hohlen Hand den Rücken abzuklopfen. Bearbeiten Sie den Rücken ganz ausführlich, sparen Sie aber die Wirbelsäule und die Nierengegend aus. Zum Schluss streichen Sie wieder mit beiden Händen den Rücken aus. Dann werden die Arme rundherum von der Schulter zu den Händen hin mit der hohlen Hand abgeklopft, und nach dem Abklopfen streichen Sie wieder mit beiden Händen kräftig aus. Als Nächstes die Beine eines nach dem anderen von oben nach unten ausklopfen und ausstreichen. Danach langsam Wirbel für Wirbel hochkommen.

Übung gegen Ischiasbeschwerden

Sie ziehen im Vierfüßlerstand mit geradem Rücken das Knie der schmerzenden Seite ausatmend zum Kopf. Den Kopf rollen Sie dabei ein, sodass Ihr Rücken schön rund wird. Dann strecken Sie das Knie einatmend mit Schwung nach hinten weg und nehmen den Kopf dabei hoch. Den Rücken immer gerade lassen. Auch mit dem anderen Bein üben. Gehen Sie nicht über Ihre Schmerzgrenze hinaus.

Achten Sie beim Strecken auf einen geraden Rücken

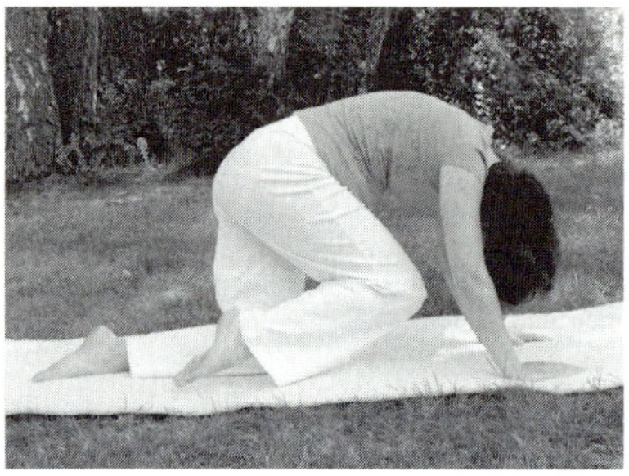

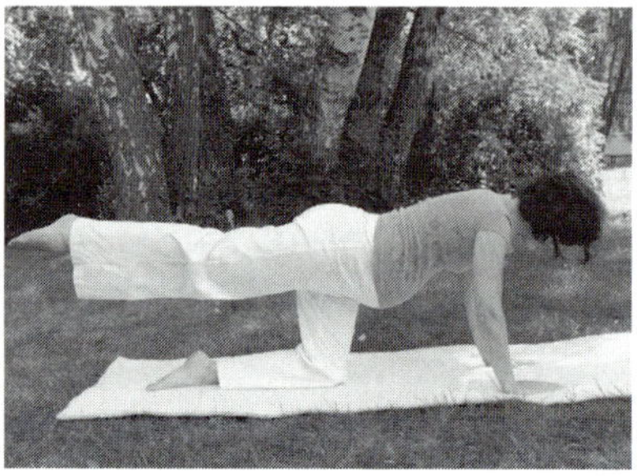

Krampfadern

Bei Frauen mit einer Neigung zu Krampfadern können sich diese in der Schwangerschaft herausbilden oder verstärken. Bei bestehenden Krampfadern sollten Sie auf jeden Fall mit Ihrer Ärztin besprechen, ob Kompressionsstrümpfe helfen. Am besten ist es, schon vorbeugend etwas gegen Krampfadern zu tun, deshalb achten Sie im Alltag auf die folgenden Punkte:

- nicht zu lange sitzen oder stehen oder sich zwischendurch immer wieder bewegen, die Beine hoch lagern und Venenübungen machen (siehe unten),
- nicht zu tief sitzen (nicht so sehr in den Leisten abknicken) und nicht so oft die Beine übereinander schlagen, achten Sie auf aufrechtes Sitzen,
- statt hoher Absätze bequeme Schuhe tragen, möglichst oft barfuß laufen,
- keine heißen Bäder und keine langen Sonnenbäder nehmen,
- die Beine oft kalt (aber nicht eiskalt) abduschen, vor allem bei warmem Wetter und nach Anstrengung,
- oft spazieren gehen, schwimmen, Rad fahren u. a.,
- im Stehen und Gehen abwechselnd auf Zehen und Fersen stellen.

Venengymnastik

Im Sitzen oder Liegen mit gestreckten oder mit hoch gelagerten Beinen Zehen einkrallen (mit den Zehen greifen) und zum Schienbein hochziehen, im Wechsel Füße kreisen lassen, Namen oder Zahlen mit den Füßen schreiben, Füße nach rechts und links kippen oder einfach die Füße in Bewegung bringen, bis es anstrengend wird.

Wenn Sie das lange genug machen, können Sie am Schluss den Rückstrom des Blutes im ganzen Bein, eventuell bis in die Leisten spüren. Wenn nicht, machen Sie die Gymnastik länger. Nehmen Sie sich die Zeit, vor allem falls Sie schon Beschwerden haben.

Manche Frauen haben auch Krampfadern in der Vulva (Scheidenöffnung), die nach der Geburt zwar wieder verschwinden, aber erst mal sehr lästig sind. Beim Sitzen kann ein Gummiring (Schwimmring) unter dem Gesäß helfen.

Symphysenprobleme

Haben Sie starke Beschwerden in der Leiste, so kann es zu einer Lockerung der Verbindung der Schambeine gekommen sein. Hat die Ärztin einen Symphysenschaden festgestellt, kann Sie Ihnen als Stütze einen Sym-

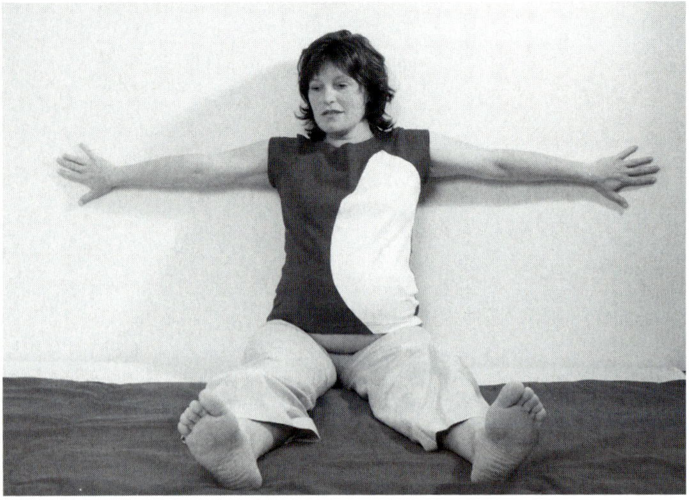

Zur Entlastung die Arme nach oben führen, das schafft Erleichterung

physengürtel verschreiben und Krankengymnastik. Wichtig sind alle Übungen zur Stärkung des Beckenbodens sowie das Beckenaufrichten und -kippen. Vermeiden Sie Bewegungen, die Schmerzen hervorrufen, wie schweres Heben und Treppensteigen.

Schmerzen in den Leisten und Druck, Ziehen in der Scheide

Ändern Sie immer wieder Ihre Haltung, sodass es angenehmer für Sie wird. Wenn das Kind am Ende der Schwangerschaft sehr stark nach unten drückt, können Sie durch Hochlagern des Beckens den Druck mindern, ebenso durch die Knie-Ellenbogen-Lage.

Druck unterhalb der Rippen

Wichtig: Haben Sie Schmerzen im Oberbauch und eventuell Kopfschmerzen, so sprechen Sie bitte dringend mit Ihrem Arzt oder Ihrer Ärztin.

Am Ende der Schwangerschaft kann der Druck unter den Rippen unangenehm werden. Durch Heben der Arme und Rekeln können Sie Platz schaffen, vor allem auch durch aufrechtes Sitzen und Stehen. Eine entlastende Übung:

Sie sitzen mit geradem Rücken vor einer Wand, die Beine sind gestreckt, und Sie bewegen Ihre Hände mit den Handflächen an der Wand langsam seitlich bis nach oben. Ganz oben drehen Sie dann den Handrücken zur Wand.

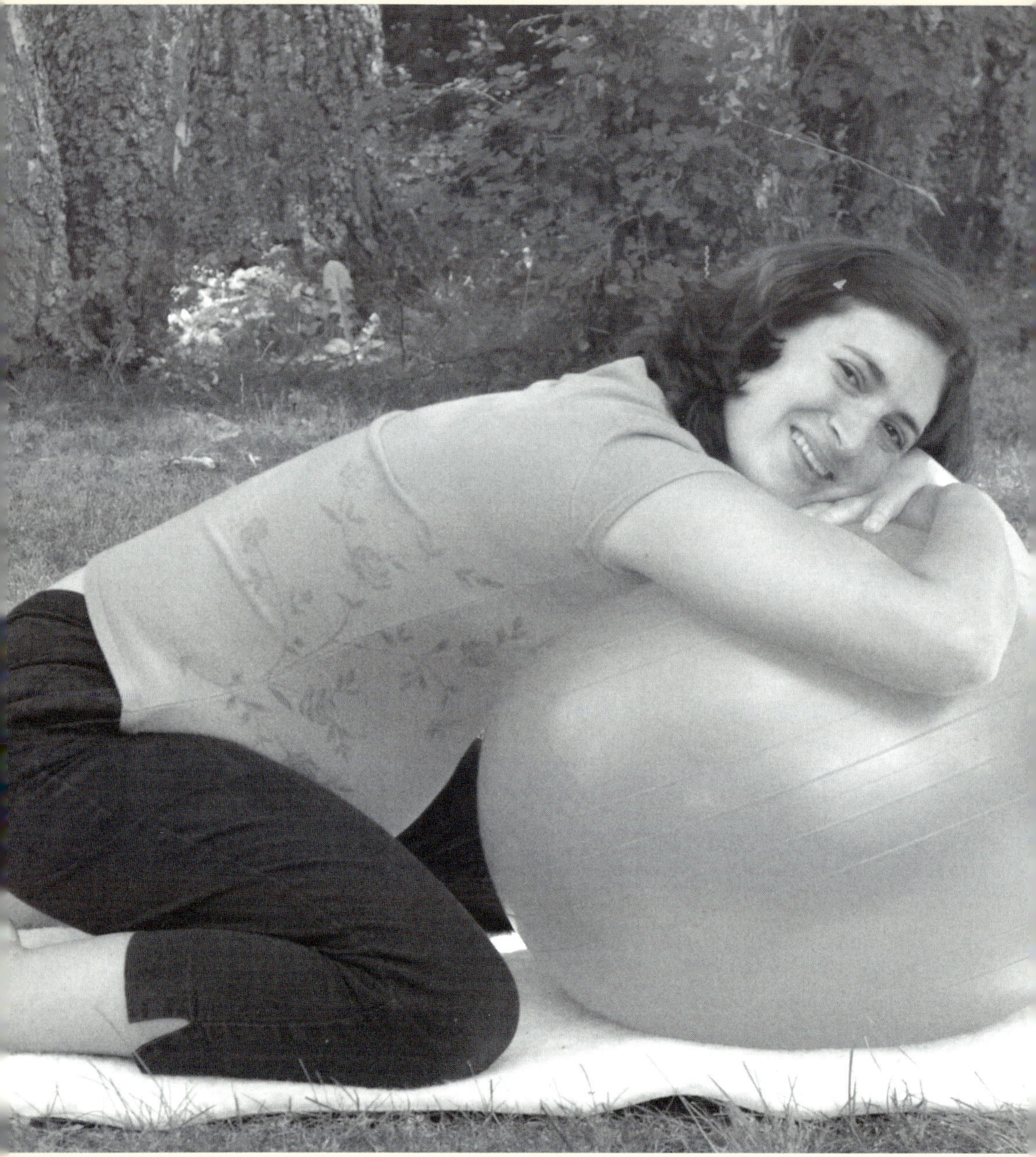

Kapitel 2 |

Geburtsvorbereitung

Die Vorbereitung auf die Geburt ist in einem guten Geburtsvorbereitungskurs natürlich interessanter, man hat «Mitstreiter», kann nachfragen und eventuelle Missverständnisse klären. Dieses Buch kann daher kein Ersatz für einen Kurs sein. Aber es kann Sie zusätzlich begleiten, und es kann Sie, so gut das schriftlich geht, vorbereiten, falls Sie keinen geeigneten Geburtsvorbereitungskurs finden. Aber Sie müssen auf jeden Fall mit Ihrem Partner oder einer Freundin nach den folgenden Vorschlägen üben, einmal Durchlesen ersetzt keinesfalls das Ausprobieren und die eigenen Erfahrungen beim Üben!

Geburtsvorbereitung hat das Ziel, dass Sie gelassener und Ihren körperlichen Bedürfnissen entsprechend mit den Anforderungen der Geburt umgehen. Das bedeutet, Sie wissen zwar ungefähr, wie eine Geburt abläuft; Sie wissen aber vor allem, dass jede Geburt ganz verschieden ist, dass keine Frau die gleichen Erfahrungen macht. Deshalb ist das Wichtigste, sich einzulassen, einzulassen auf die körperlichen Vorgänge, die seit Millionen Jahren bei der Geburt von Menschenkindern ablaufen.

Das meiste macht Ihr Körper ganz allein. Sie brauchen ihn bei seiner intensiven Arbeit nur zu unterstützen. Mit dieser Einstellung schaffen Sie es dann leichter, mit den Wehen, auch wenn sie schmerzhaft sind, umzugehen. Ihre Maxime sollte sein: nicht gegen das Geschehen und gegen den Körper ankämpfen. Sich gegen Wehen zu wehren, bringt Sie und Ihr Kind nicht weiter. Aber Sie können «mitschwingen»: mit Ihrem Atem im Rhythmus Ihrer Wehen und mit Haltungen und Bewegung die Eröffnung Ihres Muttermundes sowie das Herunterschieben Ihres Kindes aktiv unterstützen.

Darauf bereiten Sie sich vor.

Sammeln Sie täglich Erfahrungen, wann sich Ihr Atem wie verändert und wie Sie beeinflussen können, sich mit einem ruhigen, gleichmäßigen Atmen auf Situationen und Schmerzen einzulassen. Dann können Sie das auch bei der Geburt anwenden. Und wenn es mal nicht klappt, so haben Sie geübt, mit rhythmischem Atmen auch sehr schmerzhafte Wehen zu «beatmen».

Genauso ist das mit dem Ausprobieren von Gebärhaltungen. Wenn Sie Positionen vielfach mit Ihrem Partner geübt haben, wissen Sie, welche Haltung im jeweiligen Stadium der Geburt Ihnen gut tut, und Ihr Partner weiß auch ohne große Erklärungen, bei welcher Haltung er sie während der Geburt wie stützen muss.

Machen Sie gemeinsam Berührungsentspannungen und Massagen, so werden Sie gegenseitig ein Gefühl dafür bekommen, wo der jeweilige Partner bzw. die Partnerin entspannt ist und wo verspannt – und Sie können erfahren, dass Sie mit Ihrer Zuwendung und Ihren Händen die Entspannung fördern können. Diese Erfahrungen kann der werdende Vater (oder die Freundin) bei der Geburt einsetzen und Sie dabei unterstützen loszulassen, Muskeln nicht unnötig anzuspannen und sich fallen zu lassen.

Körperwahrnehmung

Zu Beginn stehen die Wahrnehmungsübungen. Wenn Sie in sich hineinfühlen und spüren, wo bin ich entspannt, wo verspannt und wie will ich es mir bequemer machen, dann lernen Sie viel über Ihren Körper. Eventuell fallen Ihnen situationsabhängige Bedürfnisse in Ihrem Alltag auf, die Sie vielleicht beim Treppensteigen oder auf dem Cross-Trainer (bzw. ähnlichen Fitness-Geräten) gar nicht bemerkt oder beachtet haben.

Entspannungs- bzw. Berührungsentspannungsübungen gehören ebenso zum «Wohlfühlprogramm» wie zum gemeinsamen Genießen der Schwangerschaft und der Vorbereitung auf die Geburt.

Für den Alltag

- *Ändern Sie Ihre Haltung, wann immer Sie das Gefühl haben: So ist es nicht optimal.*
- *Wandern Sie gedanklich bei verschiedenen Tätigkeiten immer mal wieder durch den Körper und spüren Sie, welche Körperteile Sie gerade unnötig anspannen. Versuchen Sie loszulassen.*
- *Müssen Sie sich anstrengen, versuchen Sie dabei immer auszuatmen.*
- *Achten Sie hin und wieder darauf, wann Ihr Beckenboden angespannt und wann er entspannt ist. Spannen Sie bewusst an, immer intensiver («Fahrstuhlübung» s. S. 18), und lassen Sie wieder los.*

Die folgenden Anleitungen sind sehr kurz gehalten und beschränken sich auf die wesentliche Anleitung zur Körperwahrnehmung. Sie sollten sie durchlesen und dann in Ruhe, ohne ständig wieder nachzusehen, die Übungen machen. Wichtig ist eine ruhige Umgebung; stellen Sie sicher, dass Sie in dieser Zeit möglichst nicht gestört werden. Vielleicht möchte Ihr Partner Sie auch anleiten. Dann könnten Sie Ihren Partner zuerst durch die Übung führen. So ist es für ihn leichter, ein Gefühl dafür zu bekommen, was wichtig ist beim Anleiten solch einer Wahrnehmungsübung.

Den Körper erspüren, zur Ruhe kommen

Legen Sie sich auf den Boden auf eine Unterlage. Ruckeln Sie sich ein bisschen zurecht. Damit Ihr Rücken entlastet wird, legen Sie sich eine Rolle oder ein dickes Kissen unter die Knie. Unter den Kopf höchstens ein flaches Kissen.
Lassen Sie Ihre Augen zufallen und nehmen Sie wahr, wie Sie auf der Unterlage aufliegen. Spüren Sie Ihren Abdruck: Wo liegt Ihr Rücken auf, wo nicht, welche Körperteile liegen auf der Unterlage, welche nicht? Sehen Sie im Geist Ihren Abdruck vor sich, als würden Sie ihn mit nasser Haut auf einem trockenen Untergrund hinterlassen.
Überlassen Sie Ihr Gewicht immer stärker der Unterlage, indem Sie mit jedem Ausatmen etwas schwerer werden. Mit jedem Ausatmen – ganz bewusst durch den Mund, auch mit Seufzen oder Stöhnen – sinken Sie schwerer in die Unterlage ein. Sie brauchen nichts zu tragen, nichts zu halten. Sie können loslassen.
Nehmen Sie wahr, wie Sie dort liegen und ob Sie etwas verändern möchten. Könnten Sie es sich in dieser Lage noch etwas bequemer machen? Sie müssen nichts festhalten, die Unterlage trägt Ihr Gewicht.
Wandern Sie nun beginnend von den Füßen durch Ihre einzelnen Körperteile. Nehmen Sie jeden Körperteil wahr: Füße, Waden, Knie, Oberschenkel, Po, Beckenboden, Becken, Rücken, Oberkörper, Schulter, Arme, Nacken, Hals und Ihren Kopf. Versuchen Sie zu spüren, ob noch Anspannung im jeweiligen Körperteil ist, und dann versuchen Sie loszulassen. Das gelingt am besten mit dem Ausatmen. Wenn Sie können, atmen Sie ganz ohne Anstrengung zu diesem Körperteil hin.
Nachdem Sie so jeden einzelnen Körperteil bewusst entspannt haben, spüren Sie noch einmal Ihren ganzen Körper, wie er aufliegt. Hat sich etwas verändert? Liegen Sie schwerer auf? Hat sich Ihre Auflagefläche vergrößert? Genießen Sie es, in Ruhe dort zu liegen und Ihren Körper, Ihren Atem zu spüren.
Wenn Ihnen danach ist, dann beginnen Sie ganz langsam, sich zu bewegen, sich ganz genüsslich zu rekeln, nach und nach zu dehnen und dann langsam über die Seite wieder hochzukommen.
Wenn Sie spüren, dass es Ihnen sehr schwer fällt, einzelne Körper-

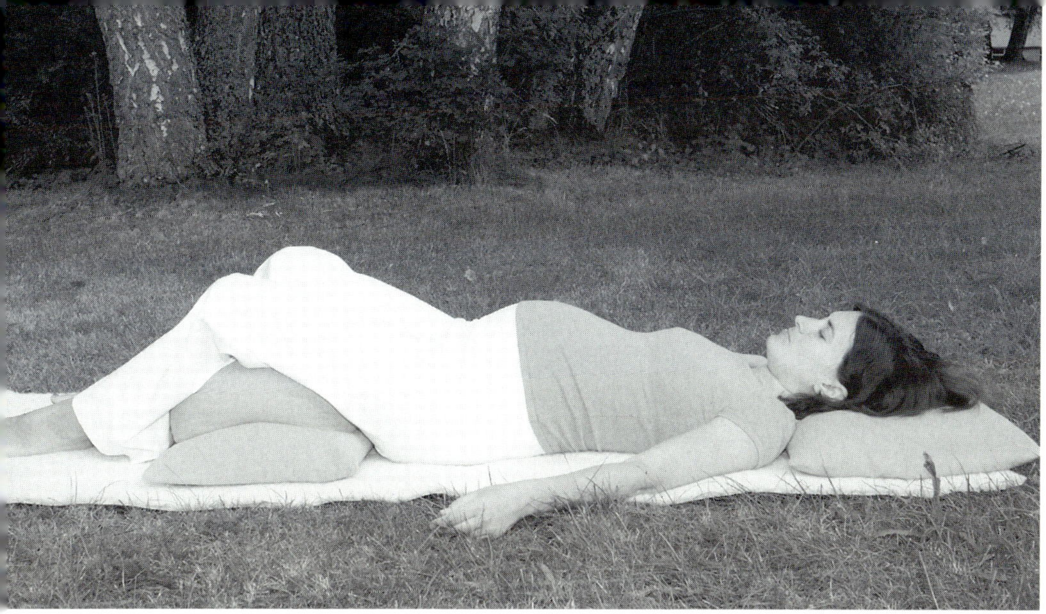

Betten Sie sich bequem für Entspannungsübungen

teile zu entspannen, dann hilft es wahrscheinlich, den jeweiligen Körperteil zunächst anzuspannen, z. B. eine Faust zu machen, die Pobacken zusammenzukneifen usw. Halten Sie die Spannung einen Moment und lassen Sie dann ganz langsam los. Spüren Sie, wie Sie mehr und mehr entspannen und die Muskeln loslassen.

Den Körper wahrzunehmen bedeutet, dass Sie den eigenen Körper und seine Bedürfnisse spüren.

Haben Sie diese Übung öfter durchgeführt, so werden Sie auch im Alltag schnell einmal nach Ihrem Körper oder einzelnen Teilen «schauen», Anspannungen spüren und bewusst loslassen.

Wenn Ihnen die oben beschriebene Wahrnehmung des Körpers vertraut geworden ist, erweitern Sie die Übung noch etwas:

Mund und Kiefer lockern

Nehmen Sie, wenn Sie den ganzen Körper nach und nach entspannt haben, den Mundbereich hinzu: Bewegen Sie die Kiefergelenke hin und her, um die Muskeln um den Mund zu lockern und loszulassen. Spüren Sie, wo die Zunge im Mund liegt, und lassen Sie Ihre Zunge breit und schwer werden, sodass sie unten im Mund liegt oder schwimmt. Spüren Sie jetzt nach, wie Ihr Mund einen großen Hohlraum bildet. Wandern Sie dann mit Ihrer Wahrnehmung zum Beckenboden, spannen Sie ihn an und lassen wieder los. Nehmen Sie den entspannten Beckenboden und Ihre entspannte Mundhöhle wahr.

Sicher wundern Sie sich über die Kombination von Beckenboden und Mundbereich. Wenn Sie beide Bereiche ganz entspannt haben und dann die Lippen zusammenpressen und den Mund anspannen, werden Sie wahrnehmen, dass sich Ihr Beckenboden «automatisch» mit anspannt. Deshalb ist es so wichtig ist, dass während der Geburt der Mund entspannt ist. Dann ist auch Ihr Beckenboden entspannt, und die Geburtswege werden nachgiebig.

Für die Geburt ist es von großer Bedeutung, die «Arbeit» des eigenen Körpers wahrzunehmen, zu akzeptieren und durch geeignete Haltungen und Entspannung der nicht aktiven Muskulatur zu unterstützen. Das Becken, in dem Ihr Kind jetzt geborgen ruht, spielt auch bei der Geburt eine entscheidende Rolle. Versuchen Sie durch das Kennenlernen Ihres Beckens den Geburtsablauf zu verstehen. Schauen Sie sich zunächst die Zeichnung des knöchernen Beckens an und ertasten Sie es dann von außen.

Körperwahrnehmung: Becken ertasten

Am besten können Sie Ihr Becken

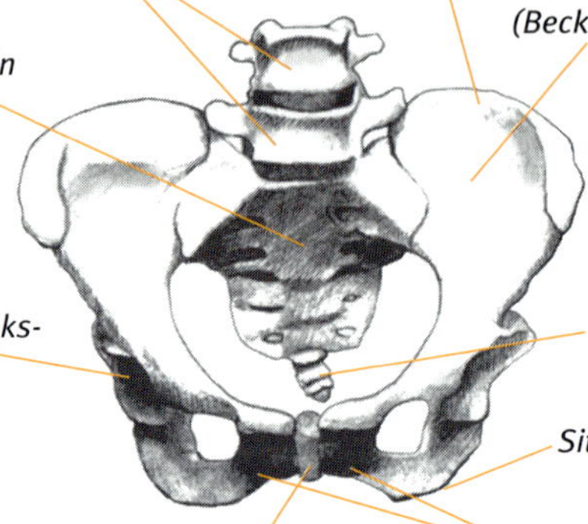

in Stehen ertasten. Spüren Sie zunächst den Beckenkamm der beiden Darmbeinschaufeln. Fahren Sie am dicken Rand entlang von der Seite nach vorn und tasten sich bis unten zum Schambein. Dann wandern Sie mit den Händen nach hinten zum Kreuzbein. Tasten Sie die Kreuzbeinplatte, die ins Steißbein mündet. Wenn Sie von vorn zwischen den Beinen hindurchfassen, können Sie unten am Po an beiden Seiten die Sitzbeinhöcker spüren. (S. S. 16 f.)
Machen Sie sich nun ein Bild vom Geburtsweg: Schließen Sie Ihre Augen, legen Sie Ihre Hände rechts und links auf den Beckenkamm und streichen Sie seitlich etwas hinunter: Dort, wo die Oberschenkelknochen enden, spüren Sie nach innen tastend die Hüftgelenke, die zwischen Leiste und Becken verborgen sind. Dies ist die seitliche Begrenzung des Raumes, die Breite Ihres Beckens. Machen Sie sich im Geiste ein Bild von dieser Breite. Dann legen Sie eine Hand hinten

auf das Kreuzbein und eine vorn auf das Schambein und stellen sich diesen Raum vor, die Spanne vom Kreuzbein zum Schambein. Durch diese knöchernen Begrenzungen wird Ihr Kind geboren. Innen ist der Raum weich und nachgiebig mit Beckenboden und Scheide.

Das innere Becken erspüren

Legen Sie sich bequem hin, möglichst auf den Rücken, und spüren Sie den Kontakt zur Unterlage, rekeln Sie sich zurecht und überlassen Sie Ihr Gewicht der Unterlage. Schließen Sie die Augen, atmen Sie ruhig und gleichmäßig und lassen Sie mit jedem Ausatmen etwas los, werden Sie ganz weich. Wenn Sie zur Ruhe gekommen sind, beginnen Sie Ihre Reise in Ihr Becken.
Mit Ihrem Gefühl gehen Sie wie mit einem inneren Auge in den Raum, in dem jetzt Ihr Kind ruht. Gehen Sie zuerst zur linken Beckenschaufel, zum Kreuzbein, zum Steißbein, zu den Sitzbeinhöckern und zum Schambein. Schauen Sie sich jetzt um in Ihrem Beckenraum. Wie groß ist es dort, wie weit, wie dunkel oder hell?
In den knöchernen Teilen Ihres Beckens, die Sie erspürt haben, liegt die Gebärmutter. Versuchen Sie nun, sich Ihre Gebärmutter vorzustellen: Wie ist sie beschaffen, eher weich oder fest? Stellen Sie sich den Raum um Ihr Kind herum vor, lassen Sie sich Zeit. Spüren Sie die Bauchwände vorn und hinten, den Darm und den Rücken.
Wenn Sie mögen, nehmen Sie jetzt Kontakt zu Ihrem Kind auf, streicheln Sie es durch die Bauchdecke, sprechen und singen Sie mit ihm.
Wenn Sie beide vorher viel Unruhe hatten, singen Sie ihm doch ein Schlaflied und wiegen es dabei, wie Sie es später noch oft tun werden.
Verabschieden Sie sich dann von Ihrem Kind und fangen Sie an, sich langsam zu rekeln und zu dehnen. Atmen Sie ein paarmal tief ein und aus und kommen Sie langsam über die Seite hoch.

Mit dem Kennenlernen und Erspüren Ihrer Geburtsräume unterstützen Sie Ihre Sicherheit und Ihr Vertrauen in die Umgebung Ihres Kindes und in Ihre Gebärfähigkeit.

Kontaktaufnahme zu Ihrem Kind

Sicherlich werden Sie Ihr Kind ständig tagsüber kurz berühren und sich mit ihm unterhalten. Doch nehmen Sie sich dafür auch zusätzlich Zeit, denn
- Sie unterstützen damit, sich wohl zu fühlen mit dem schwangeren Bauch und dem Kind darin,
- Ihr Partner tut etwas, um den direkten Kontakt zum Kind aufzubauen, und kann sich so auch bes-

ser eine Vorstellung von seinem Kind machen,
- Ihr Baby braucht Ihre Nähe, Ihr Streicheln, Ihre Stimme zum Wohlfühlen,
- Ihr Baby benötigt dieses Geborgenheitsgefühl für seine Entwicklung,
- Sie alle drei stärken Ihr Zugehörigkeitsgefühl,
- Sie beziehen Ihr Baby direkt in Ihre Freude, Ihre Sorgen und Ängste ein, die sowieso nicht «spurlos» an ihm vorübergehen.

In viele Übungen ist die Kontaktaufnahme schon einbezogen, bzw. Sie können nach jeder Entspannung oder Paarübung noch einige ruhige Minuten des Kontaktes mit Ihrem Kind verbringen. Die folgenden Anleitungen liefern Ihnen Ideen dafür.

Setzen Sie sich bequem in den Schoß Ihres Partners, er sollte angelehnt sein. Machen Sie es sich mit Kissen bequem. Kommen Sie zur Ruhe und schließen Sie die Augen. Ihr Partner legt nun sanft seine Hände auf Ihren Bauch und kann so sein Kind auch spüren. Nehmen Sie nochmal wahr, wie Sie beide sitzen und ob es wirklich bequem ist. Spüren Sie den Kontakt zur Unterlage und überlassen Sie sich ganz der Unterlage. Nehmen Sie wahr, wie der Atem ein- und ausströmt, wie der Atem den Raum bewegt, in dem Ihr Kind ist. Spüren Sie den Kontakt zum Partner. Welche Körperflächen berühren sich? Spüren Sie Ihr gegenseitiges Atmen?
Wenn Ihnen danach ist, wandern Sie mit Ihren Gedanken in den Raum, in dem Ihr Kind ist. Stellen Sie sich vor, was es gerade macht: Schläft es, oder turnt es herum? Lutscht es am Daumen, oder trinkt es Fruchtwasser? Stellen Sie sich vor, was Ihr Kind in seinem Lebensraum hören kann, was es fühlt und was es sieht. Nehmen Sie Eigenheiten des Kindes schon jetzt wahr, und nehmen Sie Ihr Kind so an, wie es ist.
Wenn Sie jetzt das Baby streicheln und versuchen, seine Umrisse zu spüren, dann ist es gut möglich, dass Ihr Kind antwortet, dass es sich zur Berührung hinbewegt oder dagegen pufft. Sie können vielleicht richtig mit Ihrem Kind «spielen». Sprechen Sie auch beide mit Ihrem Kind, singen Sie ihm vor oder summen Sie eine Melodie. Vielleicht möchten Sie es sacht hin und her schaukeln, es wiegen zu einem Wiegenlied.
Wenn Ihnen danach ist, verabschieden Sie sich wieder vom Kind. Nehmen Sie sich beide angekuschelt wahr und genießen Sie Ihr Zusammensein.

Sie können übrigens auch gemeinsam Walzer tanzen, z. B. zu «Guten Abend, gute Nacht» (einem Dreivierteltakt), und Ihr Kind dabei wiegen.

Aber jede Melodie und Bewegung, die Sie genießen, wird auch Ihr Kind erfreuen. Wenn das Kind eine Musikrichtung oder Bewegung nicht mag, spüren Sie seinen Protest wahrscheinlich an seinen heftigen Bewegungen. Es ist sicher schön für Sie, wenn Sie jetzt schon Eigenheiten des Kindes erspüren.

Visualisierung des Kindes

Setzen Sie sich bequem und schließen Sie die Augen. Spüren Sie den Kontakt zur Unterlage und fühlen Sie sich von ihr getragen. Folgen Sie Ihrem Atem in dem Raum, in dem Ihr Kind ist, und gehen Sie mit Ihrer Aufmerksamkeit zu Ihrem Kind. Stellen Sie sich den kleinen Körper vor, den Kopf, Arme und Beine, die kleinen Finger und Zehen. Wie fühlt sich wohl das warme Fruchtwasser auf seiner Haut an? Wie die Berührungen der Gebärmutterwand mit der Nabelschnur oder der Plazenta? Stellen Sie sich vor, wie es für das Kind ist, im Fruchtwasser zu schwimmen, schwerelos.

Stellen Sie sich nun einmal die Geräusche vor, die Ihr Kind in der Gebärmutter hört: die Darmgeräusche, das Pulsieren der großen Adern, seine eigenen Herzgeräusche oder von ferne das fortwährende Klopfen Ihres Herzens.

Auch Stimmen von außen dringen an sein Ohr: Ihre Stimme, die des Partners, Musik und andere Geräusche. Lauscht Ihr Kind? Mag es bestimmte Stimmen, Töne besonders gern?

Seien Sie mit Ihrem ganzen Bewusstsein bei Ihrem Kind. Spüren Sie seine Einzigartigkeit, das Besondere, dass es sich in Ihrem Bauch entwickelt. Spüren Sie, wie nah Sie ihm sind.

Teilen Sie ihm Ihre Gedanken mit, auch Ihre Befürchtungen, und lassen Sie ihm liebevolle Botschaften zukommen.

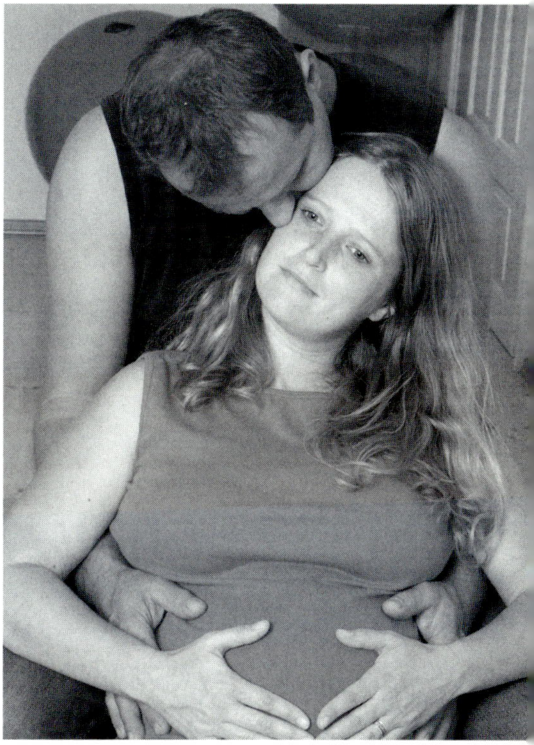

Genießen Sie die gemeinsamen Minuten zu dritt

Paarübungen

Die bisher beschriebenen Übungen machen Sie entweder allein, oder Sie leiten Ihren Partner an und er Sie. Die folgenden Übungen sind Partnerübungen. Wenn der Partner mit in den Kreißsaal geht, sollten Sie beide mit solchen Übungen vertraut sein. Sie tun Ihnen in der Schwangerschaft gut und helfen Ihnen, die neue Körperlichkeit und das wachsende Leben im Bauch gemeinsam zu genießen. Auch hier sollte Ihr Partner zuerst von Ihnen «behandelt» werden, dann weiß er, wenn Sie an der Reihe sind, schon aufgrund seiner Erfahrungen, worauf es ankommt.

Entspannungslage

Für Entspannungsübungen eignet sich am besten die Entspannungslage (s. Foto unten). Probieren Sie aus, ob diese klassische Seitenlage Ihnen gefällt. Sie liegen auf der Seite, ein Arm bequem angewinkelt vor Schultern und Kopf, der andere Arm liegt hinter Ihrem Rücken. Das vordere Knie ist angewinkelt und wird durch ein Kissen oder eine Rolle unterstützt. Das ist bequemer für Ihren Bauch. Ruckeln Sie sich zurecht und spüren Sie nach, wie es für Sie am besten ist. In dieser Entspannungslage schlafen auch viele Frauen gern während der Schwangerschaft.

Die seitliche Entspannungslage ist in der Schwangerschaft besonders bequem

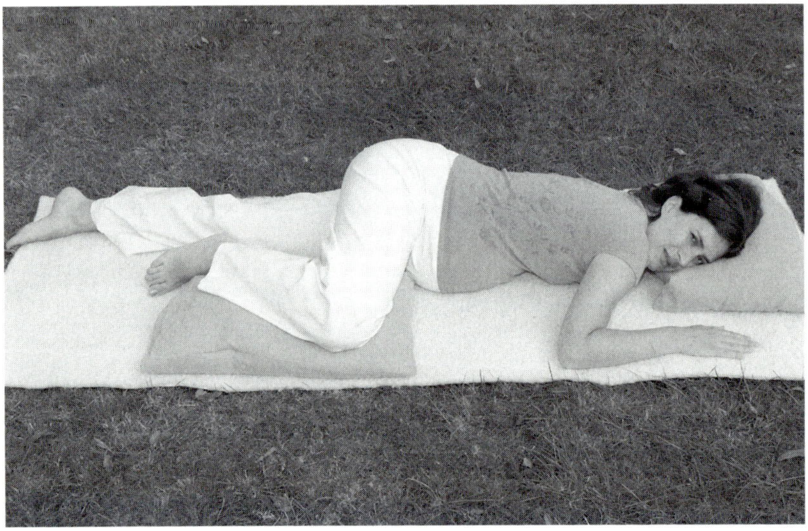

Entspannungsübung mit Tennisball

Einer von Ihnen beiden legt sich bequem hin in die seitliche Entspannungslage, rekelt sich zurecht und kommt zur Ruhe. Nehmen Sie auch in dieser Position Kontakt zur Unterlage auf und überlassen Sie sich der Unterlage, werden Sie mit jedem Ausatmen etwas schwerer und weicher.
Ihr Partner sitzt hinter Ihnen (oder umgekehrt) und macht es sich auch bequem. Wenn Sie beide zur Ruhe gekommen sind, legt der sitzende Partner einen Tennisball auf einen Punkt des Rückens auf. Dann beginnt er, langsam alle Partien Ihres Rückens damit rollend zu berühren. Lassen Sie sich viel Zeit und wenden Sie sich ganz dem Partner zu, Sie wollen sich ja Gutes tun. Am Schluss bleibt der Tennisball an einer Stelle liegen und wird ganz sacht vom Sitzenden abgenommen. Derjenige, der entspannt wurde, spürt eine Weile nach und genießt und beginnt dann, sich zu rekeln …

Die folgenden Paarübungen helfen, gegenseitig zu spüren, was für den Partner angenehm ist und wie man es ihm bzw. ihr noch bequemer machen kann, ohne dass gesprochen wird. Während der Geburt kann eine Frau auch nicht lange erklären, was sie jetzt gerade wie haben möchte. Beachtet Ihr Partner (oder andere Anwesende) die Körpersprache, merkt er, wie er seine Frau am besten unterstützen kann. Bei Paarübungen kommt es auch darauf an, das Gespür für die körperlichen Bedürfnisse des anderen verstärkt wahrzunehmen. Auch wenn die Übung für Sie erklärt ist, gilt die Ansprache genauso Ihrem Partner.

Sich gegenseitig betten

Sie sitzen zunächst. Ihr Partner hat die Aufgabe, Sie in eine liegende Haltung zu bringen und es Ihnen so bequem wie möglich zu machen – ohne dass Sie dabei miteinander reden. Das bedeutet, er muss erspüren, was für Sie entspannend und bequem ist. Sie lassen es einfach mit sich geschehen und nehmen wahr, wie es sich für Sie anfühlt. Erst wenn Ihr Partner Sie bequem gebettet, Rollen und Kissen drapiert hat, können Sie ihm mitteilen, wie sich das jetzt für Sie anfühlt und wo Sie noch etwas geändert haben wollen. Wichtig ist, nichts selbst zu machen, sondern es geschehen zu lassen. Sie können dabei wahrnehmen: Wo habe ich Widerstände, wo kann ich nachgeben? Wie verändert sich mein Atem, wann atme ich ruhig weiter?

Rücken spüren

Sie sitzen beide im Schneidersitz, Rücken an Rücken, und lassen die Augen zufallen. Beobachten Sie zunächst, wie Sie sitzen. Sitzen Sie selbständig? Lehnen Sie sich an den Partner? Drücken Sie den anderen eher weg? Wer lehnt sich an wen? Wie nehmen Sie den eigenen Rücken wahr und wie den des Partners?
Nun reiben Sie Ihre Rücken aneinander und spüren dann nach: Wie ist mein Rücken? Warm? Lang? Breit? Weit? Groß? Spüre ich den Atem in meinem Rücken? Und im Rücken des Partners?
Behalten Sie die Haltung bei und rücken Sie nun ein kleines Stückchen auseinander. Wie fühlt sich das jetzt an? Kälter? Unverändert? Sitzt jeder selbständig auf seinen Sitzbeinhöckern?

Bein überlassen

Gemeinsam mit dem Partner kann man auch sehr gut ausprobieren, ob es leicht oder schwer fällt, loszulassen, sich anderen zu überlassen und sich zu öffnen. Sich so zu entspannen, dass man anderen «Körperteile überlässt», geht nur, wenn man dem Partner vertrauen und sicher sein kann, dass er ganz liebevoll und vorsichtig und mit sachten Bewegungen den Körperteil behandelt. Aus Spaß mal kurz fallen lassen oder kitzeln wird dazu führen, dass sich die Partnerin nicht mehr auf die Übung einlassen kann. Wenn Sie selbst bei dieser Übung merken, dass Sie sich lieber kontrollieren und zum Beispiel Ihr Bein nicht dem Partner überlassen können, dann sollten Sie zunächst die anderen Paarübungen öfter durchgeführt haben, bis Sie in einer ruhigen, entspannten Atmosphäre immer mal wieder «Bein überlassen» üben.

Sie liegen wieder auf dem Rücken und rekeln sich zurecht, schließen die Augen, spüren den Kontakt zur Unterlage und werden mit jedem Ausatmen ein bisschen schwerer. Sie können sich ganz der Unterlage überlassen, Sie brauchen nichts anzuspannen oder zu halten. Der Partner kniet neben dem rechten Bein und hebt es dann vorsichtig an, dabei fasst eine Hand unter die Kniekehle, die andere unter die Ferse. Ihr Bein wird jetzt ganz sicher gehalten, und Sie versuchen, das ganze Gewicht des Beines dem Partner zu überlassen. Der beginnt nun, in ganz kleinen Bewegungen mit dem Bein zu kreisen. Spürt er keinen Widerstand, kann er die Kreise langsam größer werden lassen. Sie vertrauen Ihr Bein ganz Ihrem Partner an und lassen es führen. Spüren Sie dabei, wo Sie Ihr Bein überlassen können, wo Sie sich gegen die Führung wehren, wo Sie sich öffnen können und wo Ihnen das schwer fällt. Dabei darf der Partner das Bein aber nicht in

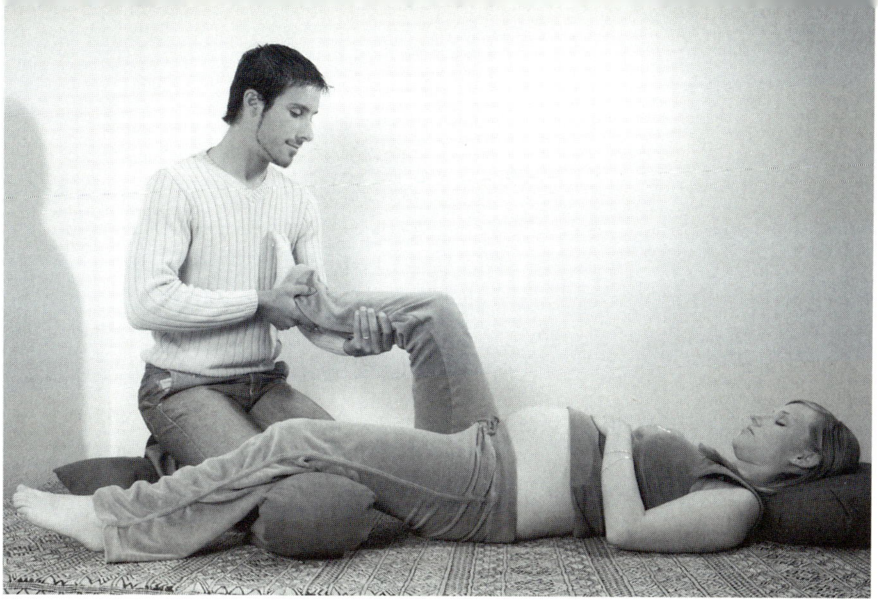

Es ist nicht ganz einfach, dem Partner ein Bein zu «überlassen»

Richtung Körper drücken, sondern sollte es eher leicht ziehend bewegen. Hat Ihr Partner das Bein so in alle Richtungen bewegt, legt er es langsam und sacht wieder ab und streicht noch mehrmals von den Oberschenkeln bis zu den Zehenspitzen hinunter das Bein aus. Nehmen Sie wahr, wie sich das Bein jetzt im Vergleich zum anderen anfühlt. Anschließend können Sie das andere Bein genauso «behandeln».

Beide Beine überlassen

Sie liegen wie bei der obigen Übung. Nun nimmt der Partner beide Beine (nacheinander) in der Kniekehle hoch und führt vorsichtige kreisförmige Bewegungen aus. Spüren Sie, ob Sie dagegen arbeiten oder sich überlassen können. Achten Sie beide auf Ihren Atem. Fließt er weiter? Zum Schluss legen Sie die Beine langsam ab, streichen Sie von oben nach unten aus. Sie spüren etwas nach und rekeln sich dann langsam. Tauschen Sie sich aus, wie es Ihnen mit der Übung erging.

Kopf überlassen

Am schwierigsten ist es, den Kopf zu überlassen. Aber wenn Sie aufeinander eingehen, ist das eine sehr angenehme Übung.

Wieder in Rückenlage, spüren Sie Ihr Gewicht auf der Unterlage. Nehmen Sie wahr, wie der Kopf auf der Unterlage aufliegt. Sie als

Partner knien bequem hinter dem Kopf. Wenn Sie beide zur Ruhe gekommen sind, legen Sie beide Hände im Nacken am Haaransatz unter den Kopf Ihrer Partnerin. Spüren Sie, dass Ihre Partnerin den Kopf Ihren Händen überlässt (das kann eine ganze Weile dauern), dann bewegen Sie den Kopf äußerst vorsichtig, millimeterweise zu den Seiten mit einem ganz leichten Zug vom Körper weg.
Wenn Ihre Partnerin beim leichten Anheben den Kopf nicht überlässt, dann ziehen Sie nur sacht und langsam die Hände abwechselnd am Hinterkopf durch. Dabei halten Sie den Kopf immer gut und heben ihn nicht an.
Wenn Sie den Kopf langsam und vorsichtig wieder ablegen, streichen Sie vom Haaransatz nach hinten bis über die Haarspitzen aus.

Berührungsentspannungen

Wenn der Partner und die Hebamme Sie darin unterstützen können, sich zu entspannen und fallen zu lassen, hilft Ihnen das während der Geburt. Wichtiger als die Entspannung ist dabei, dass Sie sich der Geburtsarbeit überlassen und mit Ihrem Körper mitschwingen. Sie erinnern sich: Wenn Sie zum Beispiel den Po oder die Lippen vor Anspannung zusammenkneifen, dann setzen Sie damit Widerstände – der Beckenboden ist unnötig angespannt, und die Eröffnung des Muttermundes fällt schwerer. Ihr Partner kann Ihnen kleine Signale geben, wo er Verspannungen wahrnimmt: Durch Druck oder Ausstreichen dieser Körperstellen kann er Ihnen helfen loszulassen. Das rhythmische Ausstreichen hilft Ihnen, den gleichmäßigen Atemfluss wiederzufinden.

Berührungsentspannungen sind aber auch eine schöne Gelegenheit, sich gegenseitig Gutes zu tun und liebevoll miteinander umzugehen. Eine Voraussetzung für gegenseitige Entspannung ist, dass derjenige, der versucht, den anderen zu entspannen, selbst nicht zu angespannt ist. Daher sollten Sie ungestörte, gemütliche Situationen finden, in denen Sie sich auf Ihren Partner einlassen können. Bei den Berührungsentspannungen sollten Sie auch auf jeden Fall wechseln, sodass beide in den Genuss kommen. Zudem weiß der jeweils andere durch eigenes Erspüren viel besser, was angenehm und was unangenehm ist: zum Beispiel, wenn eine Bewegung gestoppt und die Spannung nicht komplett aus einem Körperteil herausgenommen wird.

Sachte Berührungsentspannung

Dafür legt sich ein Partner in die seitliche Entspannungslage, der andere kniet seitlich neben dem Rücken, sodass er mit den Händen überall gut hinkommt, ohne sich anzustrengen. Es ist wichtig, bequem zu knien oder zu sitzen. Suchen Sie sich erst eine bequeme Haltung. Falls Sie lieber knien, legen Sie sich ein dickes Kissen zwischen Po und Ferse.
Bitten Sie nun Ihre Partnerin, es sich bequem zu machen und das Gewicht ganz der Unterlage zu überlassen, sich zurechtzurekeln und mit jedem Ausatmen schwerer in die Unterlage einzusinken. Sind Sie beide zur Ruhe gekommen, dann beginnen Sie, indem Sie eine Hand langsam der Schulter nähern, sie sacht aufzulegen und einsinken zu lassen. Derjenige, der liegt, versucht, sich dieser Berührung bewusst zu werden und dorthin zu atmen. Nach einer Weile nehmen Sie die Hand wieder ganz langsam ab. Die Partnerin gibt mit dem Leichterwerden alle Anspannung her (stellen Sie sich einen aufgehenden Hefeteig vor oder einen zerfließenden Camembert). Dann suchen Sie sich eine neue Stelle: die andere Schulter, Nacken, Taille, Po, Oberschenkel oder Gesicht. Jedes Mal lassen Sie die Hand einsinken, und die Partnerin atmet zu der Berührung hin – und wenn die Hand langsam und sacht wieder abgenommen wird, geben Sie alle Anspannung her und werden ganz weich und nachgiebig. Sind alle Körperteile durch die Berührung entspannt, dann ist es besonders angenehm, den ganzen Körper auszustreichen, und zwar mit beiden Händen vom Kopf bis zu den Zehenspitzen; in einer Bewegung, ohne Unterbrechung, mehrmals von oben nach unten. Jetzt erst beginnt die Liegende, sich zu rekeln, zu stöhnen, zu gähnen und den Körper nach und nach zu dehnen und auch mal kurz anzuspannen und wieder loszulassen.

Berührungsentspannung mit leichtem Druck

Wie oben zunächst entspannt sitzen bzw. liegen und zur Ruhe kommen. Diesmal wird mit der Hand auf die zu entspannende Stelle ein leichter Druck ausgeübt. Die Liegende versucht, zu diesem Druck hin zu entspannen. Hat der Sitzende das Gefühl, die Spannung sei gewichen, dann nimmt er sie durch Ausstreichen des entsprechenden Körperteils heraus: bei Schulter oder Nacken die Arme bis über die Fingerspitzen ausstreichen, beim Po über die Beine bis zu den Zehen. Zum Schluss wieder den ganzen Körper mehrmals mit beiden Händen in einer langsamen ruhigen Bewegung ausstreichen.

Tauschen Sie sich immer nach diesen Übungen aus. Sagen Sie dem Partner, was angenehm oder weniger angenehm war oder zu schnell, zu fest. Dadurch wissen Sie beide, wie Sie Ihrem Partner oder Ihrer Partnerin am wirkungsvollsten Entspannung geben können. Wenn Sie mit diesen Berührungsentspannungen öfter ausprobiert haben, zum Druck oder zur Wärme hin zu entspannen, dann kann das Auflegen der Hand bei der Geburt sofort ein Signal sein: «Lass hier los, entspann dich …» Das funktioniert in der extremen Geburtssituation besser über Körpersprache als über die Verbalisierung: «Entspanne dich.»

Machen Sie die Probe aufs Exempel in alltäglichen Situationen: Wenn Ihr Partner verspannte Gesichtszüge hat, hochgezogene Schultern oder … Auch ohne die Berührungsentspannung für den ganzen Körper können Sie mit Ausstreichen den einzelnen Körperteil sicherlich entspannen.

Massagen

Mit Massagen können Sie sich ebenfalls Gutes tun und zur gegenseitigen Entspannung beitragen. Dabei geht es natürlich nicht darum, sich «durchzukneten», es handelt sich vielmehr um Ausstreichen, Streicheln. Mit ausstreichenden Bewegungen vom Körper weg wird Spannung aus den Körperteilen genommen. Um sich wirklich gegenseitig Gutes zu tun, sollten Sie sich wieder mitteilen, was Ihnen angenehm und was unangenehm war, ob Sie die Berührung z. B. eher leichter oder lieber fester mögen.

Fußmassage

Besonders beliebt sind Fußmassagen. Sie helfen nicht nur bei müden Füßen und Beinbeschwerden, sondern wirken auch auf den ganzen Körper. Füße müssen viel aushalten und sind doch sehr vernachlässigt. Massieren Sie nicht zu leicht, damit es nicht «kitzelt».

Ein Partner liegt bequem, und der andere sitzt davor. Wenden Sie sich zunächst dem linken Fuß zu und massieren Sie die Zehen. Ziehen Sie die Zehen zum Abschluss mit leichten kreisenden Bewegungen nach oben. Massieren Sie dann den Fußballen, die Ferse, den Knöchel, das Fußgelenk und die obere Seite der Füße. Bevor Sie mit dem rechten Fuß beginnen, lassen Sie Ihrem Partner etwas Zeit, den Unterschied zwischen den Füßen zu spüren.

Fußmassage mit dem Tennisball

Eine intensive Fußmassage können Sie sich auch selbst geben, indem Sie im Stehen Ihren Fuß auf einem Tennisball abrollen. Versuchen Sie, wirklich alle Bereiche des jeweiligen Fußes zu erreichen. Spüren Sie wieder den Unterschied, ehe Sie das Bein wechseln.

Rückenmassagen

Probieren Sie verschiedene Möglichkeiten aus:

- *den Rücken in gleichmäßigen ruhigen Bewegungen ausstreichen,*
- *den Rücken mit der hohlen Hand ausklopfen,*
- *Rücken, Schultern und Nacken mit leichten Klopfbewegungen, der Fingerkuppen – wie Regentropfen – durchklopfen,*
- *den Rücken links und rechts der Wirbelsäule durch kreisende Bewegungen der Finger massieren oder durch Abheben der Hautschicht,*
- *den Rücken mit beiden Händen durchmassieren,*
- *den «verlängerten Rücken» mit Kneten oder streichenden, reibenden Bewegungen massieren.*

Bauchmassage

Bauchmassagen sind nicht für alle Frauen angenehm, vor allem nicht während der Geburt. Massieren und Reiben des Bauches verstärkt Wehen. Sie können aber eine ganz zarte Berührung mit den Fingerspitzen (Effleurage) ausprobieren.

Der Partner streicht entweder im Uhrzeigersinn um den Bauch herum, oder er streicht, vom Bauchnabel ausgehend, außen um den Bauch herum (Sie atmen ein) und die Leisten aus (Sie atmen aus).

Das Ausstreichen der Leisten kann sehr angenehm sein, wenn eine Frau dort die Wehen sehr intensiv spürt. Sie können dabei auch nur rhythmisch von der rechten Leiste zur linken Leiste streichen, immer abwechselnd mit Ihrer linken und rechten Hand.

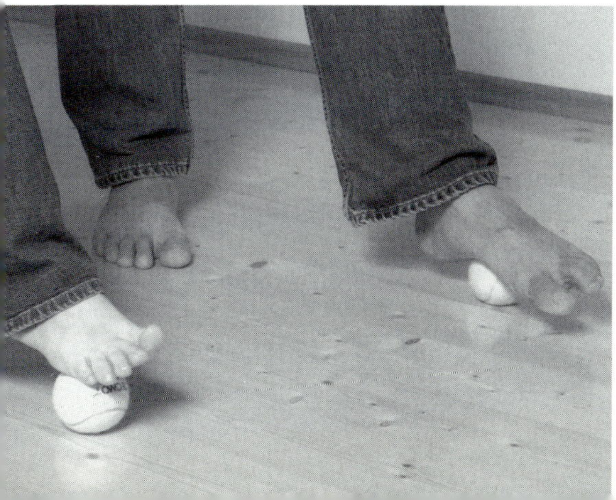

Eine herrliche Fußmassage mit dem Tennisball belebt Sie

Steiß-Kreuzbein-Massage

Die wichtigste Massage ist die Steiß-Kreuzbein-Massage. Eigentlich handelt es sich eher um Druck als um Massage. Aber Frauen, die starke Kreuzschmerzen bei der Geburt haben, brauchen das, womöglich stundenlang, als Gegendruck, der Spannungen löst.

Der Partner übt mit der Faust oder beiden Händen übereinander gelegt einen starken Druck auf den Bereich des unteren Kreuzbeins aus. Üben Sie es ruhig mit starkem Druck, das ist meist angenehm. Während der Geburt wird Ihre Frau Ihnen genau sagen, wie fest sie es haben will. Da Sie den Druck eventuell während vieler, vieler Wehen ausüben müssen, ist es zum einen wichtig, wirklich nur zu drücken und nicht zu massieren (die Haut wird sonst wund), und zum anderen, dass Sie mit Ihrem Körpergewicht arbeiten, sonst wird es für Sie zu anstrengend. Achten sie schon beim Üben darauf, dass Sie den Druck entsprechend der Wehenintensität steigern. Nach dem Ende der Wehe ist es meist angenehm, wenn der ganze Bereich ausgestrichen oder der Po geknetet wird.

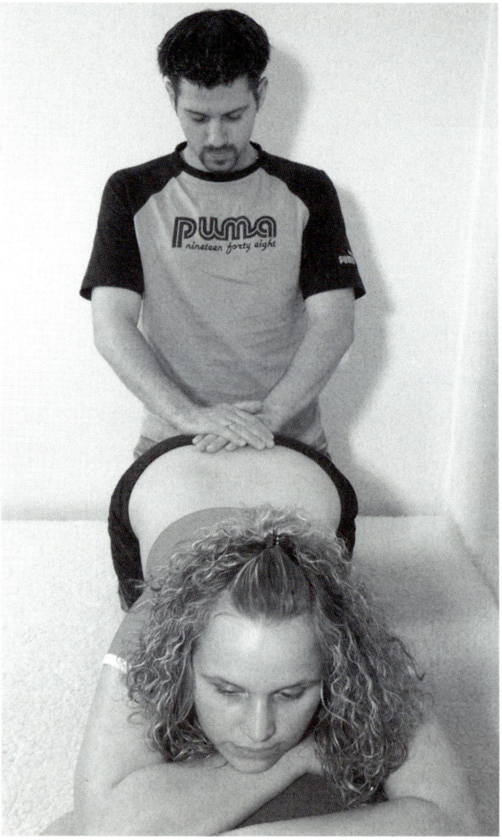

Verstärken Sie den Druck durch Einsatz Ihres Körpergewichts

Oberschenkelmassage

Mit einer Oberschenkelmassage auf der Innenseite der Oberschenkel verstärken Sie das Sichöffnen und -entspannen des Beckenbodens.

Die Innenseiten der Oberschenkel werden vom Partner von oben nach unten, entweder bis zum Knie oder bis zu den Füßen, ausgestri-

chen, immer im Rhythmus des Ausatmens der Partnerin. Bei hektischem Atmen Ihrer Partnerin können Sie mit den ausstreichenden Bewegungen den Atem wieder beruhigen.

Gesichtsmassage

Viele Frauen mögen während der Geburt eine Gesichtsmassage. Sie können damit auch einzelne Partien entspannen, wenn Ihnen auffällt, dass die Partnerin z. B. die Stirn runzelt oder die Lippen zusammenpresst.

Sie nehmen den Kopf der Partnerin zwischen Ihre Hände, sodass diese auf ihren Ohren liegen. Dort lassen Sie die Hände eine Weile ruhen, um beide zur Ruhe zu kommen. Dann streichen Sie die Stirn zu beiden Seiten hin mit den Fingern aus. Die Oberlider mit ganz sanften, kreisenden Bewegungen von der Mitte nach außen massieren, die Unterlider von innen nach außen sacht ausstreichen. Dann mit den Daumen von der Nasenwurzel an beiden Seiten der Nase zu den Nasenflügeln hin streichen. Die Punkte neben der Nase mit den Daumen auf der Stelle kreisend sanft massieren. Von dort aus über die Wan-

Die Innenseiten der Oberschenkel immer nur von oben nach unten ausstreichen

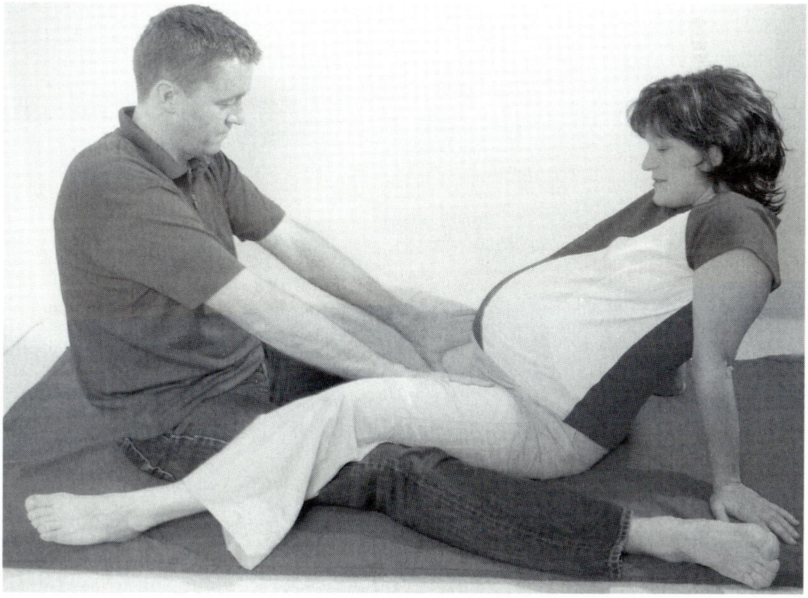

genknochen ausstreichen und dann den Oberkiefer zwischen Nase und Lippen von innen nach außen mit kreisenden Bewegungen massieren. Nun vom Kinn ausgehend den Unterkiefer mit Finger und Daumen massieren und auf den Kiefergelenken etwas verweilen, eventuelle Verspannungen spüren und sacht massieren. Dazu sollte die Partnerin den Mund etwas öffnen, um den Kiefer zu lockern. Jetzt das Ohr sanft durchkneten, sacht an den Ohrläppchen und am Ohr ziehen. Dann wird die Kopfhaut intensiv mit den Fingerspitzen massiert, nicht zu fest und mit viel Gefühl. Zum Schluss mit beiden Händen das Gesicht bedecken (nicht die Nase), vor allem die Augen, und einige Minuten das Gesicht bedeckt halten.

Der Atem

Es gibt verschiedene Möglichkeiten, sich mit dem Atmen die Geburt zu erleichtern. Manchen Frauen hilft es, durch intensives «Training» vorgegebene Atemrhythmen bei der Geburt anzuwenden. Verläuft die Geburt anders als erwartet, können Sie mit solchen Atemtechniken aber auch schnell aus dem Konzept kommen. Am günstigsten ist es, wenn Sie flexibel auf den Geburtsablauf reagieren und Ihr Atmen intuitiv der Situation anpassen können. Atem in der Geburtsvorbereitung bedeutet daher vor allem bewusstes Atmen. Dazu sollten Sie einfach wissen, wie Sie «normalerweise» atmen und wie Sie in aufregenden oder schmerzhaften Situationen reagieren.

Bewusst und gleichmäßig zu atmen, dient nicht nur der Erleichterung bei Wehenschmerzen, sondern die kontinuierliche Sauerstoffzufuhr wird von Ihrem Körper auch für die Geburtsarbeit benötigt und natürlich von Ihrem Baby, das darauf angewiesen ist.

In unserem täglichen Leben sind wir eher darauf bedacht, uns zu kontrollieren, nicht laut zu atmen oder gar zu stöhnen – obwohl das sicher oft gut täte. Wären wir also nicht so «ordentlich erzogen», würden wir wahrscheinlich auch bei der Geburt instinktiv das Richtige tun: Laut atmen und stöhnen! Da wir es nicht mehr instinktiv machen, müssen wir

Wie Ihnen der Atem bei der Geburt hilft

- Die Gebärmutter ist leistungsfähig, wenn sie ausreichend mit Sauerstoff versorgt ist.
- Ihr Kind ist gut versorgt und kann seinen Weg leichter finden.
- Sie haben weniger Schmerzen, da der Sauerstoff die Gefäße erweitert, statt sie anzuspannen und vermehrt Schmerzsignale zu senden.
- Die Konzentration auf den Atem hilft, sich nicht gegen die Wehen zu wehren, sondern sich darauf einzulassen.
- Sie haben mehr Kraft, Energie, Ausdauer und Stärke.

das für die Geburt wieder üben. Denken Sie dabei immer daran und akzeptieren Sie: Ich kann nicht mit dem Kopf gebären; für das Gebären benötige ich keine intellektuellen Fähigkeiten; in dieser elementaren Situation kommt es darauf an, meinen Körper gewähren zu lassen – und nicht zusätzliche Schwierigkeiten dadurch einzubauen, dass ich mich gegen den Ablauf, gegen die Wehen wehre. Darum ist es so wichtig, mit dem Atem mit den Wehen mitzuschwingen. Am Beginn der Wehentätigkeit unterstützt er den ruhigen, gleichmäßigen Rhythmus der Wehen, mit der Zeit wird er heftiger, laut und schneller.

Im Folgenden geht es zuerst um die Wahrnehmung des eigenen Atems, um das bewusste gleichmäßige Atmen und um spezielle Atemformen für schwierige Situationen.

Atem kennen lernen, atmen üben

Lernen Sie Ihren Atem kennen

Wie ist Ihr Atem gerade jetzt beim Lesen? Was spüren Sie beim Ein- und Ausatmen? Was ist Ihnen angenehmer? Was betonen Sie mehr, das Ein- oder das Ausatmen? Machen Sie nach dem Ausatmen eine Pause? Und nun achten Sie einmal darauf, wo in Ihrem Körper Sie die Atembewegungen spüren?

Wie verhält sich mein Atem in unterschiedlichen Situationen

Erinnern Sie sich an verschiedene Begebenheiten: Sie standen in einer überfüllten S-Bahn, Sie haben sich in den Finger geschnitten, beim Zahnarzt sollten Sie eine Füllung bekommen ... Was geschieht jeweils mit Ihrem Atem?

Bei Schmerz und Schreck halten wir in der Regel zunächst die Luft an und atmen dann sehr flach weiter. Aber auch Ängste, Kälte, Wärme, Berührung, enge Kleidung und Bewegungen verändern unseren Atem. Nehmen Sie das im Alltag wahr, so häufig es geht – als Vorbereitung auf die Geburt, wo es darauf ankommt, die Aufmerksamkeit auf ruhiges Weiteratmen zu richten. Merken Sie z. B. bei einer Sitzung, dass Sie sich über einen Kollegen ärgern und deswegen nur noch gepresst und oberflächlich atmen, so können Sie sofort versuchen, auf eine ruhige, tiefere, gleichmäßige Atmung umzustellen und so die Stresssituation zu entspannen.

Grundübung für das Atmen: «Rekeln»

Mit intensivem Rekeln erreichen Sie eine Atemanregung. Probieren Sie es aus: Drehen Sie die Handflächen nach außen und schieben Sie die Arme weit seitlich in den Raum, bis Sie die Dehnung in den Handflächen spüren. Dehnen Sie sich eine Weile in alle Richtungen, dehnen Sie den Rücken, die Beine bis in die Fersen hinein, rekeln Sie sich genüsslich. Nehmen Sie sich viel Zeit und genießen Sie das Rekeln. Dann werden Sie wahrscheinlich automatisch gähnen. Das ist gut so. Auch wenn Ihre Augen anfangen zu tränen. Sie lösen mit dem Rekeln, dem Gähnen und den Tränen Spannungen.

Gewöhnen Sie sich an, morgens oder wenn Sie tagsüber müde sind, sich richtig genüsslich mehrere Minuten zu rekeln. Sie werden überrascht sein, wie die bessere Durchblutung und die intensiven Atemimpulse Sie schnell fit machen.

Nachdem Sie sich gerekelt haben, sollten Sie jetzt Ihren Atem wahrnehmen.

Atemwahrnehmung

Sie legen oder setzen sich bequem hin und schließen die Augen.
Legen Sie eine Hand vorn auf die Bauchdecke und eine hinten auf das Kreuzbein.
Lassen Sie den Einatem einströmen und spüren Sie nach, wo der Einatem fließt, wo in Ihrem Körper Sie ihn wahrnehmen können.
Lassen Sie mit dem Ausatmen los, atmen Sie mit einem Ton «haa» aus und spüren Sie, wie Sie ganz weich werden beim Ausatmen. Wo kommt der Ausatem her? Von wo spüren Sie die Bewegungen, und wo enden sie? Spüren Sie, dass der Einatem ganz ohne bewusste Anstrengung überall hinfließt, in alle

Körperräume? Und spüren Sie, dass der Ausatem von überall her kommt und wieder in Ihrer Mitte endet? Spüren Sie Ihrem Atemstrom nach und lassen Sie ihn fließen. Sie müssen nichts machen, der Atem kommt und geht, und Sie nehmen einfach wahr, wie «es» atmet.

Atemwahrnehmung mit Partner

Sie sitzen bequem im Schoß Ihres Partners. Sie atmen ruhig und gleichmäßig, ganz ohne Anstrengung. Der Partner legt seine Hände seitlich auf Ihre unteren Rippen in Zwerchfellhöhe. Nehmen Sie nun Ihren Atem unter seinen Händen wahr. Können Sie die Atembewegungen dort spüren? Nun wandern die Hände auf den Rücken oberhalb der Taille. Spüren Sie auch dort unter den Händen Ihren Atem? Als Nächstes legt der Partner die Hände vorn auf Ihren Bauch, und Sie nehmen dort den Atem unter seinen Händen wahr. So können Sie spüren, dass Ihr Atem überall ist, rundherum.
Den Unterschied zu aktivem, gewolltem Atmen können Sie wahrnehmen, wenn Sie jetzt mal übertrieben in den Bauch einatmen, so wie wir als Kinder aufgefordert wurden, «tief die gesunde, frische Luft einzuatmen». Spüren Sie einen Unterschied? Wohin geht die Bewegung beim Einatmen jetzt? Sie werden spüren – und auch Ihr Partner unter seinen Händen –, dass sich bei diesem gewollten, angestrengten Atmen die Bewegung seitlich am Bauch als Anspannung bemerkbar macht. Beim zugelassenen, ruhigen Atmen verläuft im Gegensatz dazu die Bewegung mehr nach vorn und rundherum. Vielleicht fällt Ihnen auch noch auf, dass Sie beim angestrengten Atmen die Schultern hochziehen, den Nacken, die Kiefergelenke, den Mundbereich anspannen und die Stirn in Falten legen. Mit diesem gepressten Atmen blockieren Sie Ihren Atemfluss. Daher sollten Sie zum Abschluss auf jeden Fall wieder unangestrengt den Atem fließen lassen. Genießen Sie, wie der Atem kommt und geht, ganz ohne Anstrengung, und wie Sie mit dem Atmen loslassen.

Bei den Berührungsentspannungen (s. S. 46 ff.) haben Sie ja schon gespürt, dass der Atem überallhin fließt. Sie können das auch für sich bewusst zur Entspannung und Schmerzlinderung einsetzen: in der Schwangerschaft bei schmerzenden Körperteilen und bei der Geburt, indem Sie den Sauerstoff zur «Arbeitsstelle» Gebärmutter fließen lassen.

Zur Bedeutung des Ausatmens

Mit der bewussten Atemwahrnehmung haben Sie schon die Basis für die Wehenatmung gelegt. Zur Vorbereitung auf die Geburt müssen Sie aber auch die Bedeutung des Ausatmens kennen und entsprechend üben.

Sie haben gespürt: Das Einatmen geht von selbst. Von der Atemfunktion her brauchen Sie dazu auch nichts beizutragen. Es geschieht tatsächlich von selbst. Das liegt daran, dass das Zwerchfell – die Muskelplatte, die Brust- und Bauchraum trennt und für das Atmen zuständig ist – sich nach dem Ausatmen nach unten wölbt und so den Brustraum erweitert. Dadurch wird die Luft dünner, ein Sog entsteht, und der Einatem beginnt automatisch einzuströmen. Die Bewegungen des Zwerchfells können Sie auch von außen spüren, wenn Sie Ihre Hände auf die unteren Rippen legen.

Für die Geburt (wie auch für andere anstrengende Tätigkeiten) ist es sinnvoll, das Ausatmen zu betonen. Das Ausatmen ist deshalb vorrangig, weil wir die Tendenz haben, wenn unsere Atmung durcheinander geraten ist, immer stärker und mehr einzuatmen. Das funktioniert aber nicht, solange wir durch das Ausatmen nicht Platz und Raum für den frischen Atem schaffen. (So wie es wenig Sinn macht, mit einem vollen Korb zum Einkaufen zu gehen.) Schaffen wir aber mit dem Ausatmen genug Raum, so atmen wir «automatisch» die benötigte Menge ein. Das können Sie in den letzten Monaten der Schwangerschaft gut ausprobieren, wenn Sie etwas kurzatmig werden. Aber auch jederzeit, wenn Sie sich anstrengen. Viele werden es vom Sport kennen: Das Ausatmen ist immer besonders wichtig. Das gilt übrigens auch für alle Formen der Entspannung.

Atemwahrnehmung Ausatmen

Sie können es also geschehen lassen: Mit dem Ausatmen loslassen, in Ruhe die Atempause genießen, bis die Luft wieder einströmt. Den Atem kommen und gehen lassen. Die Atembewegung ruhen lassen, bis der Einatem wieder kommt. Sie können sich das auch vorstellen wie die Wellen des Meeres: Der Atem, die Welle, kommt, Sie werden von der Welle hochgetragen, und beim Ausatmen sinken Sie langsam in das Wellental. Ruhen Sie sich dort aus, genießen Sie die Atempause und lassen so Welle für Welle anrollen.

Atementspannung mit Musik

(Entspannungs- oder Meditationsmusik: z. B. Oxygene von J. M. Jarre) Legen Sie sich bequem auf Ihre Unterlage, lassen Sie sich einsinken und lassen Sie mit dem Ausatmen immer noch ein bisschen mehr los. Sie lauschen einfach in sich hinein,

Sie wollen im Moment nichts, und Sie sollen auch nichts.
Stellen Sie sich das Meer vor, den Strand, den warmen Sand und eine leichte Brise auf Ihrer Haut. Hören Sie, wie die Meereswellen auf und ab wogen, auf und ab. Lassen Sie Ihren Atem mitschwingen im Rhythmus der Wellen ... auf und ab ... auf und ab ... ganz von selbst geht Ihr Atem mit den Wellen ... auf und ab ...
Wenn Sie die Entspannung beenden, rekeln Sie sich ganz ausgiebig, seufzen noch einmal beim Ausatmen, gähnen und stöhnen und rekeln sich noch ein bisschen mehr.

Atemräume kennen lernen

Die Entspannung des Mundes und der Zunge hat bei der Geburt eine besondere Bedeutung. Auch für die Atemübungen sollten Mund und Zunge locker und entspannt sein.

Wahrnehmung des Mundes

Setzen Sie sich bequem hin. Beißen Sie die Zähne aufeinander und lassen Sie wieder los, indem Sie den Unterkiefer hin- und herbewegen. Pressen Sie die Lippen aufeinander und ziehen Sie die Mundwinkel zur Seite, nach oben und nach unten – jetzt lassen Sie die Lippen ganz weich, leicht geöffnet, aufeinander ruhen. Spüren Sie, wo die Zunge im Mund liegt. Ist sie oben gegen den Gaumen gedrückt oder vorn gegen die oberen oder unteren Schneidezähne? Lassen Sie sie jetzt bewusst auf den Grund des Mundes gleiten. Wenn die Zunge breit und schwer unten im Mund auf dem Unterkiefer liegt bzw. schwimmt, spüren Sie, wie sich Ihre Mundhöhle anfühlt, nehmen Sie den Hohlraum wahr. Lassen Sie es zu, auch wenn Sie das Gefühl haben, der Gesichtsausdruck wirke etwas komisch. Bleiben Sie mit Ihrer Wahrnehmung in der Mundhöhle.
Der Mund ist ein Atemraum, in den der Atem hineinfließt und von dort weiter in den Rachenraum. Sie können diese Räume besser spüren, wenn Sie beim Atmen den Mund öffnen und die kühle Luft in der Mund- und Rachenhöhle wahrnehmen. Die Zunge liegt dabei ganz breit in der Rundung des Unterkiefers. Wenn Sie Ihren Atem jetzt weiterbegleiten, dann atmen Sie wieder durch die Nase. Nehmen Sie als Nächstes den Brustraum wahr, spüren Sie die Größe dieses Raumes. Wohin bewegt es ihn mit dem Einatmen und wohin mit dem Ausatmen? Legen Sie zum Spüren eine Hand in Höhe des Zwerchfells und eine hinten in Höhe der Taille. Als nächstes kommt der Bauchraum, der Raum für Ihr Kind. Spüren Sie auch hier die Bewegungen Ihres Atems. Das Weitwerden mit dem Einatmen, das Loslassen und Zurückfließen mit dem Ausatem.

Vielleicht können Sie die Bewegungen Ihres Atems noch tiefer spüren, im unteren Beckenraum bis zum Beckenboden. Bewegt sich auch der Beckenboden mit dem Atem? Nehmen Sie einfach wahr, wenn Sie nichts spüren, bedrängen Sie sich nicht. Vielleicht spüren Sie es in einigen Tagen oder Wochen.

Tönen

Für eine Gebärende ist es sehr erleichternd, wenn sie die Geburtsarbeit mit Tönen begleiten kann. Das geschieht oft automatisch, ohne dass sie dafür üben müsste. Trotzdem sollten Sie das Tönen vorher immer mal ausprobieren. Zum einen, damit es für Sie selbstverständlicher wird und Sie Hemmungen gegenüber dem Tönen verlieren, zum anderen, um die Töne zu finden, die Ihnen auch wirklich bei der Geburtsarbeit helfen.

Spüren Sie also zunächst die unterschiedliche Wirkung von Tönen.

So wirken Töne

Setzen Sie sich entspannt hin und atmen Sie durch den Mund aus. Lassen Sie dann beim Ausatmen verschiedene Vokale zu: aaa, ooo, uuu, eee, iii. Probieren Sie die Laute auch in verschiedenen Tonlagen, hoch, mittel und tief. Welche Töne sind Ihnen angenehm? Wahrscheinlich haben Sie gemerkt, dass a, o und u in tieferen Tonlagen entspannend wirken und das Ausatmen noch mehr betonen.

Töne, Stöhnen und Schreien können extrem eng, gepresst und verschlossen sein – und bewirken damit genau das Gegenteil von dem, was Sie mit Tönen bei der Geburt erreichen wollen. Bei hohen Tönen wird der Kiefer zusammengepresst, der Hals wird eng, der Brustkorb zieht sich zusammen, und die Bauchmuskulatur wird hart. Ein Gefühl der Hilflosigkeit und des Ausgeliefertseins tritt ein. Die angenehmen tiefen Töne dagegen betonen das Loslassen und helfen aktiv, die Wehe mit dem Atem zu begleiten.

Lockerungen für den Mund

Sie können den Mundbereich auch gut lockern, indem Sie Töne herauslassen oder «Kauderwelsch» vor sich hin brabbeln. Zur Lockerung von Anspannungen und zur Atemanregung ist außerdem gut: lachen, weinen, gähnen und singen. Singen Sie Ihrem Kind doch öfter etwas vor. Darüber freut sich das ungeborene Kind, und Sie tun sich etwas Gutes.

Wehen und Atmen

Sie atmen bewusst, betonen immer das Ausatmen und lassen Töne zu, wenn Ihnen danach ist? Dann brauchen Sie vielleicht während Ihrer ganzen Geburt gar keine anderen Atemformen. Sie werden einfach wahrnehmen und nicht irritiert sein, wenn Ihr Atem z. B. zum Wehenhöhepunkt schneller und flacher und dann mit dem Nachlassen der Wehe wieder ruhiger und tiefer wird. Töne, die aus Ihnen herauskommen, werden Sie ebenso wie das Stöhnen nicht unterdrücken wollen.

Damit Sie sich aber in den Momenten, in denen Sie vielleicht von Wehen überrollt werden und nicht so gut klarkommen, an Ihr Wehenatmen erinnern, sollten Sie es in der Schwangerschaft üben.

Nach der Geburt berichten fast alle Frauen: Die Anwesenheit des Partners war sehr wichtig, und er sei eine große Hilfe gewesen, da er mitgeatmet habe. Üben Sie also das Wehenatmen gemeinsam, dann ist Ihr Mann vorbereitet und weiß, was jeweils gerade zu beachten ist. Das folgende kleine Programm ist entsprechend dem Geburtsablauf aufgebaut. Machen Sie sich aber bitte immer klar, dass keine Geburt nach einem strikten Schema abläuft. Es kann sein, dass die lange Eröffnungsphase mit anfänglich schwachen Wehen entfällt – und es gleich richtig zur Sache geht. In diesem Fall wird es nicht einfach sein, gleich seinen Rhythmus zu finden, aber dann fangen Sie eben sofort an zu tönen und zu stöhnen.

Im Geburtsvorbereitungskurs wird Wehenatmen immer gleich mit entsprechenden Gebärpositionen erprobt. Das sollten Sie auch zu Hause machen, um gemeinsam auszuprobieren, wie Ihr Partner Sie stützen kann und was Ihnen angenehm oder unangenehm ist.

→ Dazu ein wichtiger Tipp:

Nutzen Sie Möglichkeiten, in Ihrem Alltag das Wehenatmen zu üben: beim Treppensteigen, Fahrradfahren und anderen anstrengenden Aktivitäten, die Sie aus der Puste bringen.

Gebärpositionen

Die abgebildeten Gebärpositionen sind Vorschläge, die Sie mit dem Wehenatmen ausprobieren sollten. Sagen Sie dabei Ihrem Partner immer, wo er Sie stützen soll, wo Sie mehr Halt brauchen, wo es Ihnen unangenehm ist usw. Das muss vorher klar sein. Wenn Sie richtige Wehen haben, können Sie Ihrem Partner nicht lang und breit erklären, was Sie brauchen. Und auch er sollte Sie dann nicht ansprechen, denn Sie sind mit Ihrer Wehe beschäftigt.

Prinzipiell sollten Sie aufrechte Positionen üben, denn die sind nicht nur positiv für den Geburtsverlauf, sondern werden von Frauen auch als angenehmer erlebt. Falls Sie bei der Geburt wirklich liegen wollen oder müssen, brauchen Sie das auch nicht besonders zu proben. Sie sollten dann aber daran denken, möglichst auf der Seite zu liegen und öfter von links nach rechts und zurück zu wechseln.

In den meisten Kreißsälen können Frauen sich heute in der Eröffnungsphase bewegen, und es gibt verschiedene Möglichkeiten zur Unterstützung: z. B. große Gymnastikbälle, Seile oder Tücher von der Decke. Auch in der Geburtsphase (Austreibungsphase genannt) stehen heute in den Geburtsräumen Gebärhocker, -stühle, besondere Gebärbetten und vieles mehr zur Verfügung. Wie gesagt: Fixieren Sie sich nicht auf bestimmte Positionen. Wenn Sie z. B. entgegen Ihren ursprünglichen Vorstellungen nur liegen, gibt es keinen Grund, sich deswegen schlecht zu fühlen. Wenn Sie nach Ihrem Gefühl gehen, ist das richtig. Nachteile einer Rückenlage kann man ja, wie erwähnt, ausgleichen, indem man den Oberkörper möglichst hoch lagert oder sich (wechselnd) auf die Seite legt. Manchmal ist auch die aufrechte Position nicht richtig. Ihre Hebamme und die Ärztin werden Ihnen Vorschläge machen.

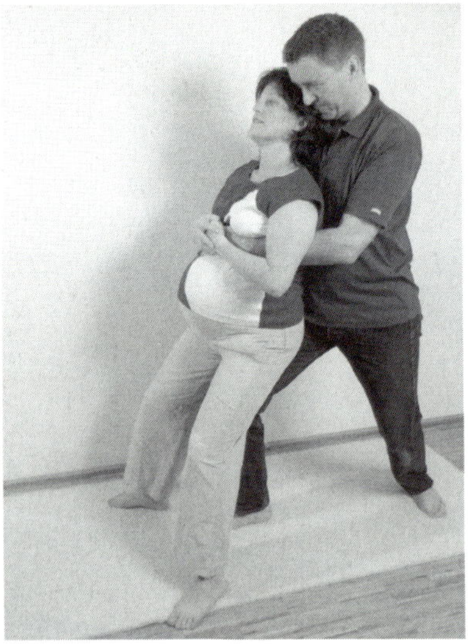

Stehende, abgestützte Position

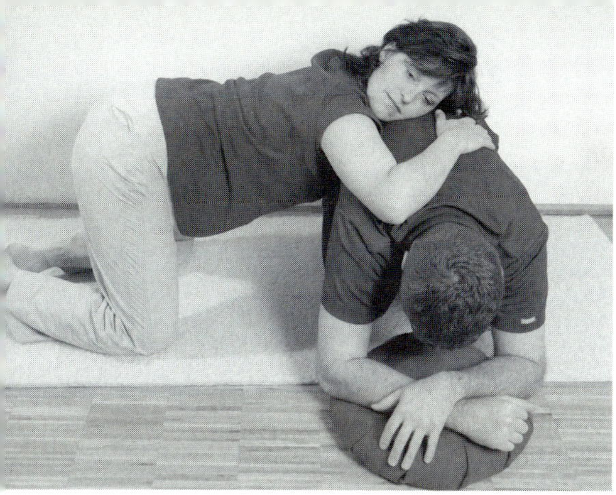

Partner im Vierfüßler zum Abstützen

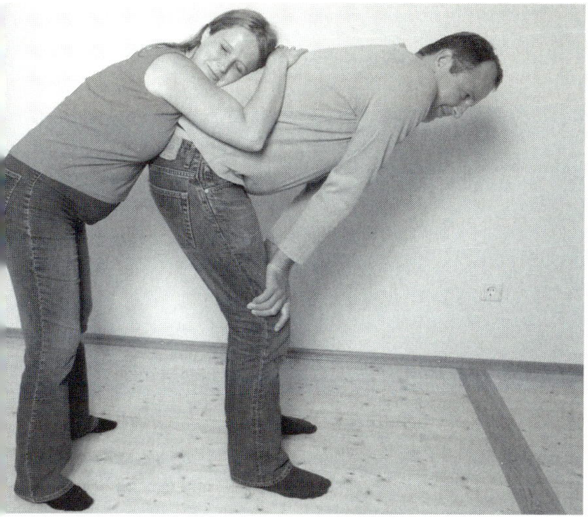

Auf den Rücken des Partners gestützt

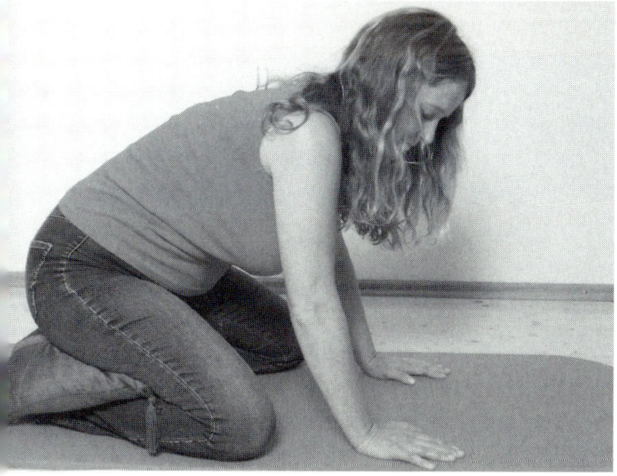

Kniend mit Polster zwischen den Fersen

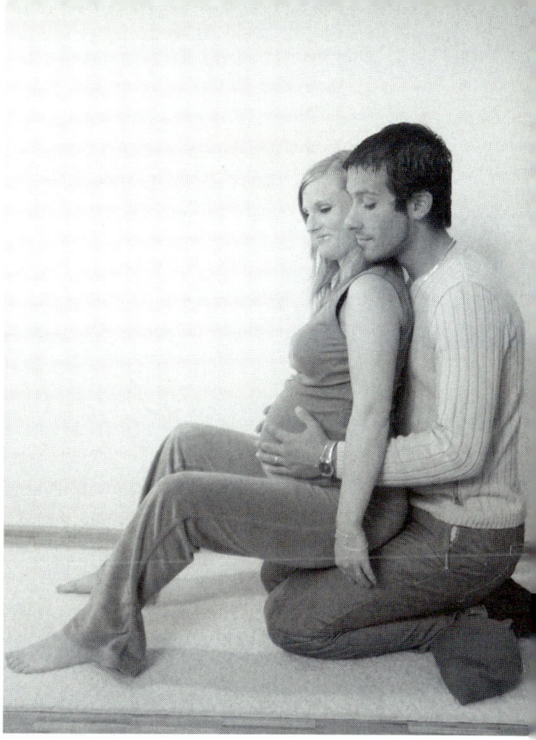

Frau sitzt auf den Knien des Mannes

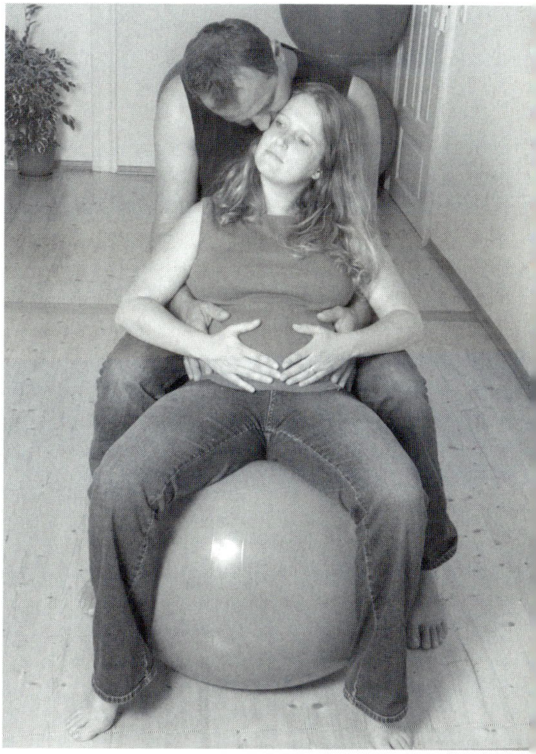

Frau sitzt auf dem Ball im Schoß des Mannes

→ Dazu ein wichtiger Tipp:

Probieren Sie alle Positionen aus. Die Haltungen, die Ihnen jetzt vielleicht unmöglich vorkommen, wünschen Sie sich möglicherweise gerade bei der Geburt, weil sie dann richtig für Sie sind.

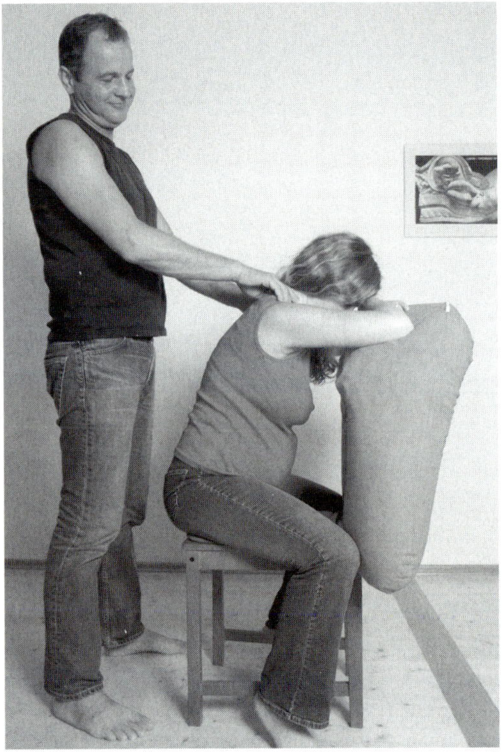

Frau sitzt rittlings auf dem Stuhl, Mann massiert

Nicht die Ausstattung eines Kreißsaales ist wichtig. Sie brauchen zur Geburt keine tollen Designer-Gebärlandschaften. Wichtig ist allein die Atmosphäre, dass das geburtshilfliche Personal unterstützend und begleitend an Ihrer Seite steht, sich aber zurückhält, um die notwendige Intimität zu gewährleisten, die für eine Geburt in Sicherheit und Geborgenheit notwendig ist. Medizintechnik (im Hintergrund) ist wichtig, aber sie kommt häufig gar nicht zum Einsatz, wenn gebärende Frauen nicht «aus dem Konzept gebracht» werden.

Vorteile aufrechter Gebärpositionen

- Das knöcherne Becken weitet sich in aufrechter Haltung durch die Gelenkverbindungen am Kreuzbein und durch knorpelige Verbindungen im Bereich der Schambeinfuge um ca. 0,5 bis 2 cm. Das wird durch Bewegungen (Beckenkreisen!) noch begünstigt.
- Der Geburtskanal ist nach unten gestreckt und lässt Ihr Kind besser herausgleiten.
- Die Beckenbodenmuskeln werden in alle Richtungen gleichmäßig gedehnt und geben so mehr Raum.
- Die Wehen sind in aufrechten Haltungen intensiver und effektiver. Die Häufigkeit nimmt eher ab. Darum sind die Erholungspausen eventuell länger. Der gesamte Geburtsvorgang wird (statistisch gesehen) verkürzt. Das Wichtigste aber: Frauen beschreiben Wehen in aufrechten Positionen als angenehmer.
- In aufrechter Haltung fließt der Atem freier, das Zwerchfell kann sich besser ausdehnen. Es besteht keine Gefahr für ein so genanntes Vena-Cava-Syndrom: In der Rückenlage kann es durch Abdrücken der großen Blutgefäße durch die Gebärmutter dazu kommen, dass es Mutter und Kind schlecht geht, da sie nicht mehr optimal versorgt werden. Untersuchungen belegen auch, dass es den Babys bei aufrechten Positionen besser geht, wenn sie das Licht der Welt erblicken.
- Ihre Sinne sind in aufrechter Haltung auf höchste Aufmerksamkeit gestellt. Sie sind aktiv. Auch wenn Ihr Kind geboren ist, können Sie sich ihm nach Ihren eigenen Bedürfnissen zuwenden. Das aktive Mitgestalten der Geburt ermöglicht eine stärkere Zuwendung zu Ihrem Kind und intensiviert die Kontaktaufnahme nach der Geburt. Ein Moment, den Sie Ihr ganzes Leben nicht vergessen werden.

Eröffnungswehen

Die Eröffnungsphase ist die längste Phase der Geburt, denn der Muttermund muss von geschlossen auf zehn Zentimeter Durchmesser eröffnet werden. Das kann am Anfang fast unbemerkt geschehen, aber irgendwann werden Sie die Wehen spüren, die Intensität wird sich steigern. Das ist auch gut so, denn der Muttermund öffnet sich, um den Weg in den Geburtskanal für Ihr Kind zu ermöglichen.

Die ersten Wehen sind also wahrscheinlich noch gar nicht so, dass Sie bewusst mitatmen müssen. Aber Sie sollten sie vielleicht ab und zu zum Üben nutzen. So gewöhnen Sie sich an den Rhythmus der Wehen, die wie Wellen kommen und gehen. Anfangs vielleicht mit längeren Pausen, dann aber immer kürzeren.

→ Dazu ein wichtiger Tipp:

Achten Sie darauf, dass Sie die Pausen gut für sich nutzen. Wenn die Wehe vorbei ist, ist auch der Schmerz vorbei. Sie können jetzt entspannen und wieder ruhig und gelassen atmen. Sammeln Sie mit Ihrem Atem Kräfte für die nächste Wehe.

Um Wehen probehalber zu beatmen, sollten Sie sich an den Wehenrhythmus und das folgende Muster halten:

- die Wehe beginnt, Sie atmen ganz bewusst aus,
- Sie atmen mit dem Ansteigen der Wehe (Welle) zum Höhepunkt und weiter mit dem Abflachen der Wehe ca. eine Minute in Ihrem Rhythmus: ein und aus, ein und aus … Sie lassen den Einatem kommen und atmen durch den Mund aus … ein und aus …,
- am Schluss der Wehe atmen Sie ein-, zweimal seufzend aus und verabschieden sich damit von dieser Wehe. Das hilft Ihnen, schneller die Pause zu nutzen.

Als Vorbereitung atmen Sie mit einigen (gedachten) Wehen in verschiedenen Positionen:

Atemübungen für die Wehen

Die Wehe beginnt, Sie atmen bewusst aus und nehmen Ihre Haltung, unterstützt von Ihrem Partner, ein. Denken Sie mit jedem Ausatmen an das Loslassen, werden Sie weit im Becken und lassen Sie den Beckenboden weich. Mit dem

Einatmen, das ganz von selbst geschieht, atmen Sie zu Ihrem Kind hin. Mit diesen Gedanken lassen Sie den Atem kommen und gehen, ganz ohne Anstrengung. Nach ca. einer Minute atmen Sie seufzend aus und verabschieden sich von dieser Wehe.
Ihr Partner kann Ihnen je nach Wehenposition das Gesicht ausstreichen, den Rücken oder die Beine.

Mit der Zeit werden die Wehen intensiver: Sie müssen sich bei Ihren Positionen mehr Halt suchen. Ihr Partner sollte wissen, dass Sie sich jetzt, beim Üben, noch nicht ganz fallen lassen; Sie halten wahrscheinlich noch sehr viel selbst. Haben Sie richtige Geburtswehen, werden Sie aber Ihr Gewicht völlig an den Partner hängen. Er muss also immer damit rechnen, dass er wirklich ein schweres Gewicht (auch wenn Sie leicht sind) zu halten hat, wenn Sie sich bei Wehen fallen lassen.

AA – OO – UU

Stellen Sie sich dann als Steigerung Wehen vor, die zum Höhepunkt sehr intensiv werden, und atmen Sie mit Ihren Tönen aus. Probieren Sie auch folgendes Wehenatmen: Zu Beginn der Wehe atmen Sie ca. 10 Sekunden mit «aa» aus, dann steigert sich die Wehe, Sie atmen ca. 10 Sekunden mit «oo» aus, die Wehe kommt zum Höhepunkt, Sie atmen ca. 15 Sekunden mit «uu» aus, dann lässt die Wehe etwas nach, Sie atmen wieder mit «oo» aus (ca. 15 Sekunden) und zum Wehenende noch einmal 10 Sekunden mit «aa». Zum Abschluss wieder seufzend ausatmen.

Übergangswehen

Dies ist meistens eine sehr heftige, für viele Frauen schwierige Phase. Im Kapitel Geburt (ab S. 100) ist nachzulesen, warum die Übergangsphase oft so anders verläuft als die Eröffnungsphase.

Früher wurden Frauen, die bei den starken Wehen nicht mehr tief ein- und ausatmen konnten, zum «Hecheln» angeleitet. Probieren Sie einmal aus, wie ein Hund länger zu hecheln. Sie werden feststellen, dass es unangenehm wird, weil Sie irgendwann nach Luft schnappen müssen. Beim Hecheln kann es auch schnell zu einer so genannten Hyperventilation kommen. Sie merken das daran, dass Ihre Hände kribbeln, dann Ihr Mund, und es kann Ihnen übel werden. Um diese «Überatmung» im Körper wieder zu regulieren, müssen Sie eine Zeit lang Ihre «verbrauchte Luft» wieder einatmen. Halten Sie also eine Tüte, ein Tuch oder die Hände vor Mund und Nase und atmen Sie ein und aus, bis die Atemmischung wieder stimmt. Danach ist es wichtig, zum ruhigen Atmen zurückzukehren, sonst kommt es immer wieder zur Hyperventilation. Da flaches, schnelles Atmen hilfreich sein kann, sollten Sie die folgende vorgeschlagene Atemform, das (nonverbale) «ha-ha-hu», üben, damit Sie es in einer eventuell schwierigen Phase anwenden können. Der vorgegebene Rhythmus ist dabei eine Hilfe, kontinuierlich weiterzuatmen. Auf der dritten (oder vierten Silbe) atmen Sie bewusst aus – und dadurch strömt wieder entsprechend frische Luft ein, die Sie brauchen.

Das «ha-ha-hu»

Sie atmen immer auf den Silben «ha-ha-hu». Dabei bewegen Sie die Luft nur im Mund bzw. in der Kehle. Bei den Silben «ha-ha» atmen Sie ganz leicht und wenig aus, und bei «hu» atmen Sie bewusst richtig aus, blasen die Luft heraus, sodass Sie automatisch entsprechend wieder tiefer einatmen. Probieren Sie es aus, das «ha-ha-hu» sollte man gar nicht hören. Sie können es auch im Vierer-Rhythmus ausprobieren «ha-ha-ha-hu». Finden Sie den Rhythmus, der für Sie am besten passt.

Geburtstagskuchen

Falls es Ihnen leichter fällt, können Sie sich auch eine Geburtstagstorte mit vier Kerzen für Ihr Kind vorstellen. Sie zeigen dem Kind, wie es die Kerzen ausblasen soll. Sie blasen die Kerzen also nur so an, dass die Flamme flackert, ohne auszugehen. Sie blasen viermal ganz sacht und beim vierten Mal mit längerem Ausatmen, sodass Sie sich automatisch wieder frische Luft zuführen.

Diese Atemform sollten Sie nur anwenden, wenn Sie mit Ihrem Atemrhythmus bei sehr intensiven Wehen oder auf dem Höhepunkt der Wehe durcheinander kommen – oder wenn Sie dazu tendieren, die Luft anzuhalten. Hilfreich ist diese Atemform auch, wenn Sie in der Übergangsphase schon starken Druck haben, so genannten vorzeitigen Pressdrang. Die Hebamme sagt Ihnen aber, dass Sie noch nicht schieben dürfen, da der Muttermund noch nicht vollständig eröffnet ist. Hier hilft dieser Rhythmus Ihnen, trotzdem weiterzuatmen und somit nicht zu schieben. Später, kurz bevor Ihr Kind herausgleitet, kommt noch einmal ein Moment, in dem die Hebamme Ihnen sagen wird, dass Sie nicht mehr schieben sollen, auch dann hilft Ihnen dieses oberflächliche Atmen dabei, trotz des Druckgefühls nicht zu schieben. Es kann auch sein, dass Sie selbst einen Rhythmus für sich finden, der Ihnen hilft, weiterzuatmen, z. B. mit Worten wie «Baby, komm», «Ich schaff's» oder dem Namen Ihres Kindes.

Geburtswehen – Atmen und Schieben

Sie haben schon viel gelesen über die Bedeutung des Atems für die Versorgung Ihres Babys und für Sie selbst. Die letzte Phase, die eigentliche Geburt, ist für Ihr Kind besonders stressreich, denn es wird durch den Geburtskanal geschoben. Keine Angst, Ihr Kind ist dafür bestens ausgerüstet und braucht diesen Stress, der mit bestimmten Hormonausschüttungen einhergeht. Aber es ist auch wichtig, dass es mit Sauerstoff versorgt wird. Das ist ein Grund, warum langes Schieben mit langem Luftanhalten nicht so sinnvoll ist. Bei den so genannten Presswehen werden Sie verwundert sein: Nur wenn der Pressdrang da ist, ca. drei- bis siebenmal pro Wehe, müssen Sie mit Ihrem Atem entsprechend reagieren und schieben. Die Wehe an sich ist nicht mehr so schmerzhaft wie vielleicht die Wehen davor, sodass Sie zwischen dem Schieben «normal» atmen können.

Schieben

Wenn Sie spüren, dass sich der Pressdrang aufbaut, atmen Sie ein paarmal kurz ein und aus und halten dann die Luft an, um mit diesem Luftpolster nach unten zu schieben. Das Wichtigste beim Schieben ist nicht die Kraft, mit der Sie das tun, sondern dass Sie sich öffnen. Spannen Sie Ihren Beckenboden an, dann bedeutet das einen erheblichen Widerstand für Ihr Kind. Darum sollten Sie das Schieben üben, damit Sie ein Gespür für das gleichzeitige Einsetzen Ihrer Kraft und das Loslassen und Öffnen des Beckenbodens bekommen.

Zugegeben: Üben ohne den konkreten Anlass ist schwierig. Versuchen Sie aber trotzdem, ein Gefühl dafür zu entwickeln, was «da unten» ankommt.

Es kann auch sein, dass Sie es als angenehmer empfinden, mit dem Ausatmen oder knurrend nach unten zu schieben, statt die Luft anzuhalten. Das ist in Ordnung, wenn «unten» am Beckenboden genug Druck ankommt. Das Schieben mit Ausatmen hat den Vorteil, dass Sie kaum Anspannen und «dicht machen» können.

Sie können das Schieben übrigens gut beim Stuhlgang üben. Dabei wird nämlich dieselbe Muskulatur eingesetzt wie bei der Geburt. Auch hier machen Sie es sich unnötig schwer, wenn Sie die Beckenboden-Muskulatur anspannen.

Das Herausschieben des Kindes wird durch eine möglichst aufrechte Position begünstigt. Dann arbeitet die Schwerkraft mit, und Sie können Ihre Kraft effektvoller einsetzen als in Rückenlage. (Falls Sie auf dem

Rücken liegen wollen oder sollen, versuchen Sie, den Oberkörper möglichst aufrecht zu halten, oder probieren Sie die Seitenlage.)

Übung

Setzen Sie sich in den Schoß Ihres Partners. Er gibt Ihnen den Wehenbeginn vor. Sie atmen ein und aus, lassen den Atem kommen und gehen, und dann spüren Sie (sagt Ihnen Ihr Partner), dass der Druck zum Schieben sich aufbaut. Sie atmen einige Male ein und aus und schieben dann mit dem Luftpolster um Ihr Kind herum das Kind nach unten. Lassen Sie den Beckenboden dabei locker und weit werden, denken Sie daran, sich zu öffnen. Schieben Sie nach Gefühl sieben bis zehn Sekunden. Wenn der Pressdrang nachlässt, blasen Sie aus und atmen normal weiter, bis er wieder kommt. Dann wieder mehrmals ein- und ausatmen und dann mit der Luft nach unten schieben zum nachgiebigen Beckenboden. Während einer Wehe haben Sie mehrmals Pressdrang, vielleicht nur dreimal, vielleicht auch siebenmal. Üben Sie unterschiedliche Situationen. Zur Probe auch mal etwas länger als zehn Sekunden. Auch für die letzte Geburtsphase gilt: Nutzen Sie die Pausen zum Erholen und Kräftesammeln.

Sie brauchen sich keine Sorgen zu machen, dass Sie das Geübte zur Geburt vergessen haben. Ihr Körper signalisiert Ihnen gerade in der letzten Phase sehr deutlich, was Sie tun müssen. Außerdem wird die Hebamme Sie unterstützen und Hilfen geben. Sollte es mal nicht so recht weitergehen, weil Ihr Kind nur langsam «herunterkommt», so wechseln Sie Ihre Position und probieren verschiedene Möglichkeiten des Schiebens.

Sie haben jetzt erfahren, wie Sie sich mit Atmen auf die Geburtsphasen vorbereiten können. Wenn Sie das Wehenatmen ausprobieren, sollten Sie grundsätzlich auch verschiedene Gebärhaltungen und Hilfen Ihres Partners ausprobieren. Außerdem gibt es eine Möglichkeit, nicht nur «trocken» zu üben, sondern mit so genannten Wehensimulationsübungen zu testen, wie Sie sich auf Schmerz einlassen können, und dabei auszuprobieren, wie Ihnen das Atmen und Loslassen hilft.

Mit der folgenden Anleitung probieren Sie noch einmal die verschiedenen Atemmuster durch, zunächst ohne Schmerzsimulation. Sie wissen, es geht darum, wahrzunehmen und zu erspüren, was Ihnen gut tut. Mit dem Atmen verbinden Sie keine «Technik», sondern Sie spüren die Kraft und Energie, die davon ausgeht. Wenn Sie das Kapitel «Wehensimulationsübungen» gelesen haben, probieren Sie auch mal einen Durchgang mit schmerzhaften Wehen.

Übungsprogramm «Generalprobe»

In dieser Zusammenfassung finden Sie die besprochenen Möglichkeiten und den Umgang mit Wehen, von den ersten zarten Wehen bis zu den heftigen. Üben Sie gemeinsam mit Ihrem Partner – falls Sie eine Freundin mitnehmen, mit dieser –, damit Sie ein eingespieltes Team werden. Lesen Sie bitte vorher das Kapitel «Geburt», damit Sie wissen, was in den einzelnen Geburtsphasen geschieht.

Probe

Gehen Sie mit Ihrem Partner umher – so wie Sie in der Klinik während der ersten Geburtsphase herumlaufen. Besprechen Sie, welche Position Sie bei Wehenbeginn einnehmen wollen, damit Sie nicht zu diskutieren anfangen, wenn die Wehe beginnt (bzw. beim Üben der Partner das Signal gibt). Wählen Sie eine Position, in der Sie sich an den Partner hängen oder auf ihn stützen, denn jetzt brauchen Sie noch nicht den ganz starken Halt.

- *Die Wehe kommt, Sie nehmen «Ihre» Haltung ein und atmen bewusst aus. Während Sie die Wehe ruhig beatmen, lassen Sie Ihr Becken ganz weit und weich. Atmen Sie langsam in den Bauch zu Ihrem Kind hin. Ganz ohne Anstrengung den Atem kommen und den Atem gehen lassen. Mit jedem Ausatmen lassen Sie noch mehr los, geben nach. Kreisen Sie leicht mit Ihrem Becken. Stellen Sie sich vor, Sie schwimmen auf der Wehe wie auf einer Welle. Ist die Wehe vorbei, atmen Sie ein-, zweimal seufzend aus. Verabschieden Sie sich von der Wehe, die Sie wieder ein Stück weitergebracht hat – und nutzen Sie die Pause zur Erholung und zum Kraftsammeln.*
- *Bei der nächsten Wehe probieren Sie eine andere Stellung aus. Ihr Partner sollte versuchen, je nachdem, wie er Sie stützt, Sie zu massieren oder im Ausatem-Rhythmus auszustreichen.*
- *In den Wehenpausen kann Ihr Partner den Rücken ausstreichen, die Arme oder die Beine, den Bauch, das Gesicht oder die Oberschenkelinnenseite massieren.*
- *Jetzt kommen intensivere Wehen: Sie brauchen mehr Halt. Wählen Sie Positionen, in denen Sie sich gut gehalten fühlen und sich ganz fallen lassen können.*

Wenn Ihr Partner, der die Zeit der Wehendauer vorgibt, nach ca. 20 Sekunden sagt, die Wehe wird stärker, dann atmen Sie ruhig etwas schneller, aber nicht so tief, zum Höhepunkt hin. Lassen Sie Töne zu oder stöhnen Sie. Ihr Partner versucht, durch Mitatmen und Ausstreichen Ihren Rhythmus etwas zu verlangsamen. Zum Ende der Wehe gleichen Sie wieder aus, indem Ihr Atem ruhiger und gleichmäßiger wird.

- *Nun kommen «Übergangswehen»: Die sind eventuell unregelmäßiger als bisher, können die ganze Wehendauer auf dem Höhepunkt bleiben bzw. haben mehrere Höhepunkte. Beginnen Sie gleich, laut mit Tönen auszuatmen, a, o oder u. Wenn Ihr Partner dann einen «vorzeitigen Pressdrang» ansagt, üben Sie das «ha-ha-hu-Atmen» (oder den «Geburtstagskuchen»). Der Pressdrang dauert sieben bis zehn Sekunden. Dann beatmen Sie wieder mit Tönen die intensive Wehe, wenn es drückt, wieder das ganz leichte, oberflächliche «ha-ha-hu». Also mehrmals während der Wehe diesen Abschnitt mit Pressdrang, der von Ihnen das «ha-ha-hu» erfordert, ansonsten tönen und stöhnen Sie mit der Wehe, z. B. am Anfang auf aa, dann auf oo und auf dem Höhepunkt auf uu. Es ist sicher nicht leicht, das alles in einer guten Minute unterzubringen, aber üben Sie es in verschiedenen Variationen: Mehrere Höhepunkte der Wehe, durchgehender Höhepunkt, ein intensiver Höhepunkt. Spätestens wenn die Übergangswehen einsetzen, werden Sie sicherlich im Kreißsaal bleiben wollen: Üben Sie für diese Phase Positionen, wo Sie sicher gestützt sind. Wenn Sie nur liegen wollen, ist das in Ordnung. Das nimmt den (vorzeitigen) Druck. Angenehmer für viele Frauen ist aber jetzt der Vierfüßlerstand, die Knie-Ellenbogen-Lage. So können Sie Ihr Becken bewegen und auch schnell Ihre Position in den Pausen wechseln. Der Partner sollte bei diesen Wehen die Kreuzbein-Massage, den sich steigernden Druck auf das Kreuzbein, anwenden (s. S. 52).*
- *Zum Schluss kommen die Geburtswehen (auch Austreibungswehen genannt). Probieren Sie verschiedene Positionen; im Schoß des Partners, im Vierfüßlerstand, im Hocken …*
  Wenn die Wehe beginnt, lassen Sie mit dem Atem Ihr Becken weit werden; wenn sich der Druck zum Schieben aufbaut, atmen Sie ein paarmal kurz ein und aus und schieben für ca. fünf bis zehn Sekunden nach unten. Wichtig: Spüren Sie, wie «unten» etwas ankommt, und

lassen Sie den Beckenboden bewusst locker. Denken Sie daran, sich zu öffnen. Ihr Partner kann darauf achten, dass Ihr Mund nicht verspannt ist, der Po nicht zusammengekniffen und die Oberschenkel nicht angespannt.

Denken Sie bitte immer daran, dass keine Geburt der anderen gleicht. Sie haben mit der «Generalprobe» sozusagen eine Grundausstattung, die Sie dann einsetzen können, wenn Sie das Gefühl haben, dass Sie es gebrauchen können. Sollten Sie in einem Kurs andere Möglichkeiten des Atmens kennen gelernt haben, dann bleiben Sie dabei, wenn Sie damit gut klarkommen.

Wehensimulationsübungen

Um es gleich vorweg zu sagen: Wehen können leider nicht simuliert werden. Es geht bei den folgenden Übungen darum, wie Sie sich auf Schmerzen einlassen können. Es werden lediglich Dehnungsschmerzen hervorgerufen, damit Sie konkreter wahrnehmen können, wie Ihr Atem Sie unterstützen kann. Wenn Sie sich scheuen, den Schmerz zuzulassen, und ihm ausweichen, haben Sie natürlich nichts davon. Aber auf der anderen Seite bedeutet das nicht, dass es bei der Geburt auch so sein wird. Geburt ist eine außerordentliche Erfahrung. Ihr Kind wird geboren: Da ist die Motivation natürlich ganz anders als bei einer «Trockenübung». Unter der Geburt wird Ihr Körper außerdem eine Menge Hormone ausschütten, die Ihnen helfen, die Geburtsarbeit zu leisten und mit den Schmerzen umzugehen. Probieren Sie also die folgenden Übungen, bei denen Sie mit Schmerzen atmen. Aber wenn Sie das nicht wollen, brauchen Sie sich nicht unter Druck zu setzen.

Wehensimulation mit gespreizten Beinen an der Wand

Sie legen sich direkt mit dem Po vor die Wand, die Beine an der Wand hoch, und spreizen Ihre Beine langsam bis zu dem Punkt, wo es richtig schmerzt. Stellen Sie sich vor, die Wehe beginnt, Sie atmen aus und atmen ruhig weiter, spreizen die Beine nach und nach ein wenig weiter: Wenn Sie das Gefühl haben, Sie tendieren zum Luftanhalten oder Zurücknehmen der Beine, dann versuchen Sie es mit Tönen (a, o, u). Atmen Sie in den Schmerz, die Dehnung hinein und versuchen Sie, sich nicht dagegen zu wehren. Sie können es selbst spüren, in dem Moment, wo Sie loslassen und nachgeben, geht es sogar noch ein bisschen weiter. Gehen Sie dann ganz langsam wie-

der zurück und kommen Sie auf Ihre normale Atmung. Zum Schluss nehmen Sie die Beine wieder zusammen, beugen die Knie zum Bauch und rollen über die Seite ab.

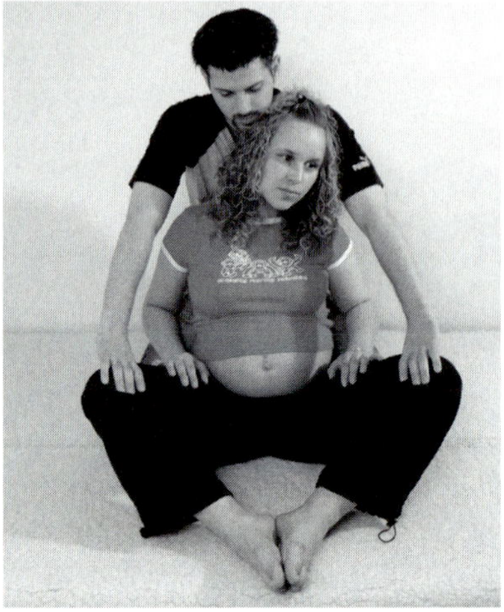

Loslassen und den Schmerz zulassen

Partnerübung Schmetterlingssitz

Sie sitzen im Schmetterlingssitz, Fußsohlen aneinander, der Partner kniet hinter Ihnen und drückt langsam mit seinen Händen mit Hilfe des Körpergewichts Ihre Oberschenkel nach unten. Sie sagen ihm, wann es wehtut. Dann steigert er den Druck wie bei einer Wehe: Am Anfang so, dass es schmerzt, dann immer intensiver zum Wehenhöhepunkt und ganz langsam nachlassend zum Ende der Wehe. Sie lassen sich auf den Schmerz ein, atmen dorthin und probieren die Atemformen und die Töne aus. Sie können wieder gut merken, dass es viel unangenehmer ist, wenn Sie sich wehren und Widerstand gegen die Hände des Partners geben. Werden Sie weich, geben Sie nach, atmen Sie dorthin, wo der Schmerz ist, es ist gar nicht so schlimm.
Diese Übung hat den Vorteil, dass nicht Sie die Schmerzintensität bestimmen, sondern Ihr Partner. Das ist nicht leicht, aber realistischer, bei der Geburt sind Sie auch der Intensität ausgeliefert.

So weit die Beine spreizen, dass es schmerzt

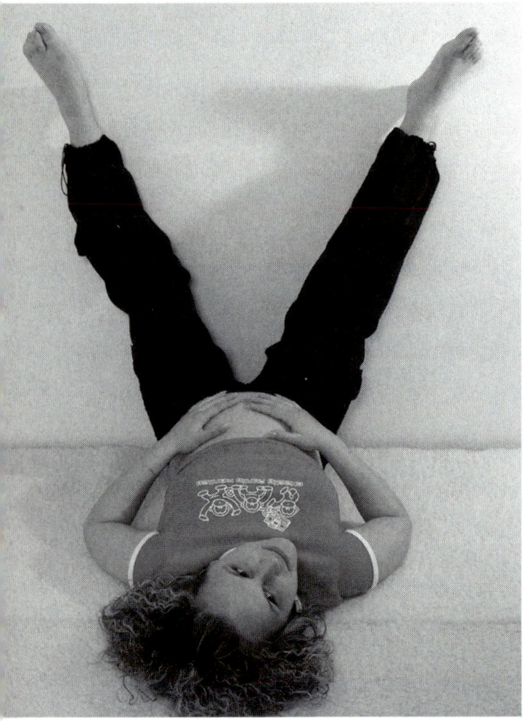

Gehören Sie allerdings zu den Frauen, denen die Dehnung in den Beinen nicht schmerzt, versuchen Sie den Reiterstand.

Reiterstand

Sie stehen aufrecht, die Beine etwa beckenbreit auseinander, und geben dann langsam in den Knien nach. Wenn Sie so nach unten gehen mit aufrechtem Oberkörper, dann merken Sie, wie es in den Beinen zieht. Je länger Sie stehen und nach unten gehen, desto mehr zieht es. Das können Sie gleichzeitig mit Ihrem Partner machen, und Sie atmen und tönen beide, indem Sie sich auf den Schmerz einlassen.

Anregungen für den Alltag

Die Wahrnehmung des Atems, kleine Körperübungen und Haltungskorrekturen können Sie ohne großen Aufwand in Ihren Alltag einbeziehen. Sie müssen nur möglichst oft daran denken. So bereiten Sie sich optimal vor.

- Beginnen Sie morgens, sich sachte zu rekeln, und kommen Sie beim Aufstehen langsam über die Seite hoch, rekeln und gähnen Sie genüsslich.
- Achten Sie beim Zähneputzen darauf, welche Körperteile Sie unnötig anspannen: Schultern, Kiefer, Mund, Stirn ...?
- Achten Sie immer wieder auf Ihre Sitzhaltung, denken Sie daran, sich auf die Sitzbeinhöcker zu setzen und guten Kontakt mit Ihren Füßen zum Boden zu haben, und bewegen Sie ab und zu Ihr Becken vor und zurück und rundherum.
- Müssen Sie sich bücken, gehen Sie in die Hocke.
- Wo immer Sie sind, in der U-Bahn, am Schreibtisch, lösen Sie Ihre Verspannungen, lassen Sie die Schultern fallen, die Lippen weich werden, ballen Sie die Hände zur Faust und lassen wieder los usw.
- An einer Ampel, der Schlange vor der Supermarktkasse, wo immer es Ihnen einfällt, spannen Sie Ihren Beckenboden an, machen Sie die «Fahrstuhlübung».
- Bei einer wichtigen Besprechung: Achten Sie auf Ihre Zunge, lassen Sie sie locker unten im Mund «schwimmen».
- Hören Sie Musik, lassen Sie Ihr Becken kreisen.
- In der Badewanne: Spüren Sie den Kontakt zum Boden. Sehen Sie, wie sich bei den Atembewegungen der Wasserspiegel hebt und senkt. Spüren Sie das Wasser auf Ihrer Haut.
- Vor dem Fernseher: Haltung oft wechseln, auch mal im Schneider- oder Schmetterlingssitz (Fußsoh-

len aneinander) sitzen oder auf einem großen Gymnastikball.
- Lesen Sie doch auch mal im Vierfüßlerstand.
- Im Bett: Wenn Sie nicht schlafen können, nutzen Sie die Gelegenheit zu Atem-, Wahrnehmungs- und Entspannungsübungen.
- Denken Sie so oft es geht an Ihren Beckenboden und Ihre Zunge im Mund. Achten Sie auf Ihre Haltung.

Wohin gehe ich zur Geburt?

Eine wichtige Überlegung für Schwangere ist die Wahl des Geburtsortes. Vielleicht stellt sich diese Frage für Sie gar nicht, da es in Ihrer Region nur eine Klinik oder ein Geburtshaus gibt. Oder Sie haben sich schon immer eine Hausgeburt gewünscht. Vielleicht sind Sie aber noch offen und suchen nach Kriterien für Ihre Entscheidung.

Grundsätzlich gibt es für Sie folgende Möglichkeiten: Kliniken der Maximalversorgung, dort existiert in der Regel auch eine Säuglings- und Kinderabteilung; unterschiedliche, meist kleinere Krankenhäuser; Geburtshäuser mit einer hebammenorientierten Geburtshilfe; die von einer Hebamme begleitete Hausgeburt.

Hausgeburt

Erste Voraussetzung für eine positive Entscheidung ist die komplikationslose Schwangerschaft. Bei vorliegenden Risiken werden Sie sicher dem Rat folgen, in ein entsprechend ausgerüstetes Krankenhaus zu gehen.

Ist Geburt für Sie ein normaler, wenn auch ganz besonderer Vorgang im Leben, so möchten Sie vielleicht sicherstellen, dass nur vertraute Personen um Sie herum sind. Sie werden sich rechtzeitig eine Hebamme suchen und im Geburtshaus oder zu Hause gebären. Überlegen Sie mit Ihrer Hebamme und Ihrer Ärztin, ob die Voraussetzungen dafür bei Ihnen vorliegen. (Viele Ärzte sind allerdings grundsätzlich gegen Hausgeburten und werden sie Ihnen ausreden wollen.) Wenn Sie eine Hausgeburt planen, sollten Sie auf jeden Fall trotzdem die nächstgelegene Klinik kennen, falls die Geburt anders verläuft und dort endet.

Für eine Hausgeburt müssen Sie einige Vorbereitungen treffen, die Sie am besten mit Ihrer Hebamme besprechen. Ansonsten gilt wie für die ambulante Geburt, dass Sie rechtzeitig vorher für Hilfe im Haushalt und eine ungestörte erste Zeit sorgen sollten. Es kann Ihnen sonst durch den Anfangsstress mit dem Kind schnell alles zu viel werden.

Krankenhausgeburt

Die meisten Krankenhäuser haben angesichts massiver Forderungen von Frauen nach einer humaneren Geburtshilfe in den letzten Jahrzehnten gebärfreundliche Kreißsäle eingerichtet, die Partner sind heute üblicherweise dabei, und den Paaren stehen viele Möglichkeiten offen. Wie kommt es aber, dass so viele Frauen nach der Geburt trotzdem enttäuscht sind über die Betreuung, die Geburtsleitung oder die Wochenbettstation? Vieles ließe sich vorab ausschalten: wenn Sie wissen, was Ihnen wichtig ist und wie das ausgewählte Krankenhaus damit umgeht. Sie sollten Ihre Entscheidung informiert treffen. Der aufgeführte Fragenkatalog kann Sie dabei unterstützen. Allerdings werden nicht alle Aspekte für Sie wichtig sein. Am wichtigsten ist sowieso, dass Sie sich gut aufgehoben fühlen und Vertrauen zum geburtshilflichen Personal haben. Auf der anderen Seite werden manche Fragen erst nach der Geburt wichtig, und Sie haben sie vorher nicht berücksichtigt. Info-Abende der Krankenhäuser und Geburtshäuser sind dazu da, sich alles anzusehen und nachzufragen. Info-Abende sind aber auch «Werbeveranstaltungen», deshalb fragen Sie zusätzlich in Ihrem Bekanntenkreis nach den Erfahrungen anderer Paare.

Ambulante Geburt

Wird Ihr Kind im Geburtshaus geboren, so handelt es sich immer um eine ambulante Geburt, d. h., Sie sind schnell wieder zu Hause.

Auch wenn Sie zur Geburt ein Krankenhaus vorziehen, da Sie sich dort sicherer fühlen, so kann es sein, dass Sie die erste Zeit mit Ihrem Baby lieber zu Hause, betreut durch eine Hebamme, verbringen möchten. Sie können in diesem Fall wenige Stunden nach der Geburt wieder nach Hause. Sie können aber auch ein oder zwei Nächte in der Klinik bleiben und dann gehen. Auf jeden Fall müssen Sie eine Nachsorge-Hebamme für zu Hause haben. Mit der Hebamme vereinbaren Sie bitte schon vorher einen Termin. Sie wird Ihnen sagen, was Sie zu Hause brauchen, bzw. was sie mitbringt. Sie können sich auch noch eine andere Hebamme suchen, falls Sie beim Kennenlernen feststellen, dass die erste Hebamme Ihren Vorstellungen nicht entspricht.

Wenn Sie schnell mit Ihrem Baby nach Hause wollen, brauchen Sie

Entscheiden Sie sich informiert

- Wie wird das Kind empfangen? Dieser wichtigste Moment in Ihrem Leben sollte in einer sensiblen, zurückhaltenden Umgebung stattfinden. Nicht Medizintechnik und Hektik (außer in Notsituationen) sollten diesen Augenblick bestimmen, sondern Ruhe und Zeit für Sie und Ihren Partner, um das Wunder Ihres neugeborenen Kindes zu genießen, es kennen und lieben zu lernen.
- Besteht die Möglichkeit, mit einer von Ihnen ausgewählten Hebamme zur Geburt in die Klinik zu kommen?
- Habe ich die Möglichkeit, mich zu bewegen, und werden aufrechte Haltungen unterstützt? Fragen Sie nach, wie viele Geburten in aufrechten Positionen stattgefunden haben. Das gibt Ihnen einen Anhaltspunkt. Ein gut ausgestatteter Kreißsaal heißt noch nicht, dass die vorhandenen Möglichkeiten auch genutzt werden.
- Welche Medikamente (Schmerz-, Betäubungsmittel) werden gegeben, und gibt es Alternativen: Homöopathie, Aromatherapie, Bachblüten ...
- Wie hoch ist die Kaiserschnittrate? Daraus können Sie schließen, ob eher schnell «zum Messer gegriffen» wird oder ob die Klinik zurückhaltend ist und erst alle anderen Möglichkeiten ausschöpft. Allerdings haben manche Kliniken deshalb eine hohe Kaiserschnittrate, weil sie viele Risikogeburten betreuen (z. B. Uni-Kliniken) oder weil sie die Kaiserschnitt-Geburten so durchführen, dass möglichst viel Mutter-Kind-Kontakt möglich ist. In diese Kliniken gehen dann vermehrt Frauen, die sich bei einem geplanten Kaiserschnitt genau über die Praktiken der Klinik informiert haben. Somit haben manchmal auch «alternative» Kliniken eine hohe Kaiserschnittrate.
- Was sagt die Atmosphäre in den Geburtsräumen aus? Durchgestylte Entbindungsräume sind bei weitem kein Anhaltspunkt für eine selbstbestimmte, familienorientierte Geburtshilfe. Auch einfach eingerichtete Räume mit verschiedenen Möglichkeiten für Gebärpositionen und einer zurückhaltenden Ausstattung können die richtige Umgebung sein.

- Hat die Klinik eine Badewanne zum Gebären? Dafür ist kein besonders aufwendiges und teures Modell notwendig – auch in einer normalen Badewanne kann ein Kind geboren werden, nur eine größere gibt mehr Bewegungsfreiheit.
- Wie unterstützt das Krankenhaus das Stillen? Hat es eine Auszeichnung als «Stillfreundliches Krankenhaus» von der UNICEF, dann können Sie sicher sein, dass die Stillbetreuung gut ist und Sie nicht mit Werbung für Ersatzprodukte belästigt werden. Aber es gibt auch noch Krankenhäuser, die Frauen nicht ausreichend bei den ersten Anfangsschwierigkeiten unterstützen.
- Ist «Rooming-in» selbstverständlich auf der Wochenstation? Damit ist gemeint, dass Ihr Baby «rund um die Uhr» bei Ihnen bleibt. Verbringt es die Nacht im Säuglingszimmer, so handelt es sich um Teil-«Rooming-in». In diesem Fall sollte Ihnen das Baby unbedingt zum Stillen nachts gebracht werden.

unbedingt eine Haushaltshilfe. Das sollte nicht der Partner sein, denn Sie beide sind mit dem Baby die ersten Tage vollauf beschäftigt – und sollen diese Zeit genießen. Übernehmen Sie sich nicht, auch wenn Sie sich sehr fit fühlen, Sie sind im Wochenbett, und da lassen Sie sich und Ihr Baby einfach nur verwöhnen. Alltägliche Arbeiten wie Saubermachen, Waschen und Einkaufen sollen andere für Sie übernehmen. Kümmern Sie sich rechtzeitig um eine Hilfe, die unaufdringlich solche Arbeiten erledigt und gut zu Ihrer neuen Familie passt. Besuch von Freunden und Verwandten wimmeln Sie in der ersten Zeit besser ab. Wer trotzdem vorbeikommen will, sollte auch etwas zu essen und zu trinken mitbringen.

Kümmern Sie sich auch rechtzeitig um einen Kinderarzt, da die zweite Vorsorgeuntersuchung in den ersten Tagen fällig wird. Es wäre natürlich gut, jemanden zu finden, der für diese Untersuchung nach Hause kommt. Aber das machen heutzutage die wenigsten Kinderärzte.

Geburtshaus

Geburtshäuser sind eine Alternative zu Hausgeburt und Krankenhaus. Im Geburtshaus kümmern sich in der Regel zwei Hebammen um Sie. Da Sie zur Vorsorge und zur Betreuung wahrscheinlich schon mehrmals vorher dort waren, kennen Sie alle Hebammen. Geburtshäuser sind gemütlich eingerichtet, die Hebammen gehen auf die gebärenden Frauen ein und versuchen, vor allem durch eine vertraute, intime Atmosphäre einen sicheren Geburtsablauf zu gewährleisten. Aber auch die Herztonüberwachung des Kindes gehört zur Geburtsbetreuung. Möglichkeiten für Eingriffe gibt es kaum im Geburtshaus, auch keine Betäubungsmittel. Daher arbeiten alle Geburtshäuser mit einem Krankenhaus in der Nähe zusammen, in das die Hebamme mit Ihnen wechselt, falls die Geburt doch komplizierter verläuft.

Klinikkoffer

Die Vorschlagsliste für den «Klinikkoffer» ist umfangreich, aber nehmen Sie lieber zu viel mit, als dass Ihnen etwas fehlt. Packen Sie Ihren «Koffer» rechtzeitig und legen Sie einen Zettel dazu für die Dinge, die Sie aktuell noch mitnehmen wollen (z. B. Lebensmittel). Die Liste gilt natürlich auch für das Geburtshaus, die Hebamme wird Ihnen sicher Tipps geben, was Sie vielleicht benötigen.

Das gehört in den Klinikkoffer

- Mutterpass
- Heiratsurkunde oder Stammbuch – ledige Frauen Geburtsurkunde – und Geld für die Anmeldung beim Standesamt
- Personalausweis
- Eventuell Chipkarte oder Kostenübernahmeschein der Krankenkasse
- Hemd oder längeres T-Shirt für die Geburt
- Offene Haus- oder Badeschuhe
- Warme Socken (achten Sie immer auf warme Füße)
- Gummiband o. Ä. bei langen Haaren
- Brille bei Kontaktlinsen
- Fettstift gegen trockene Lippen
- Tee mit Zitrone gegen Durst (gibt es auch in der Klinik, aber vielleicht wollen Sie eine spezielle Sorte)
- Essen für den Partner (wichtig, da er nicht im Krankenhaus versorgt wird)

→ Dazu ein wichtiger Tipp:

Erkundigen Sie sich schon vorher bei Ihrem Standesamt nach den Anmeldeformalitäten. Auch beim Namen können Sie sich beraten lassen.

- Badezusatz oder Massageöl, wenn Sie Ihr persönliches bevorzugen
- CD-Player oder Kassettenrekorder mit entsprechender Musik
- Kamera mit lichtempfindlichem Film (kein Blitzlicht)
- Eventuell Sekt zum Anstoßen nach der Geburt
- Kleidung und Autositz für Ihr Kind, falls Sie eine ambulante Geburt planen

Für das Wochenbett in der Klinik

- Nachthemden oder Schlafanzüge, die sich vorn zum Stillen aufknöpfen lassen
- Still-BHs
- Größere Schlüpfer (kochfest)
- Schreibzeug, Adressbuch, Tagebuch, Telefonkarte/Handy, Kleingeld

Umgang mit Schmerzen

Ihr individueller Umgang mit Schmerzen ist wahrscheinlich auch ausschlaggebend für die Wahl Ihres Geburtsortes. Legen Sie sich aber nicht darauf fest, dass Sie keine Schmerzen aushalten könnten und unbedingt eine PDA (Periduralanästhesie) zur Schmerzausschaltung brauchen. Zum einen haben alle Eingriffe und Medikamente immer auch Nachteile für den Geburtsablauf. Nur wenn die Vorteile überwiegen, sollten sie eingesetzt werden. Zum anderen haben Sie bei Ihrer ersten Geburt keine Vorstellung davon, wie Sie reagieren werden. Lassen Sie sich also erst einmal darauf ein.

Schmerzen gehören zur Geburt, zur Wehentätigkeit. Das ist eigentlich positiv: Denn hätten Sie keine bemerkbaren Wehen, wüssten Sie nicht, wann Sie einen geeigneten Geburtsort aufsuchen sollten. Außerdem muss sich der Körper vorbereiten, umstellen und hart arbeiten, um die Geburt durchzuführen. Wenn Sie den Geburtsablauf (s. S. 97 ff.) kennen, werden Sie verstehen, dass dies nicht einfach so nebenbei geschehen kann. Die Übergangsphase vom intrauterinen (innerhalb der Gebärmutter) zum extrauterinen (außerhalb) Leben Ihres Kindes ist sowohl für Sie als auch für Ihr Baby wichtig. Das merkt man bei geplanten Kaiserschnitten, wenn die Kinder ohne vorherige Wehen geboren werden. Diesen Babys fehlen die natürlichen Voraussetzungen für den Anpassungsprozess an die Außenwelt, nach einem Kaiserschnitt sind sie darauf schlechter vorbereitet als nach einer Geburt. Auch Ihnen wird die Phase der Geburt fehlen. Viele Frauen fühlen sich daher regelrecht überrumpelt, wenn sie ihr Baby plötzlich im Arm halten – sowohl nach einem Kaiserschnitt als auch nach einer sehr schnellen Geburt.

Während einer normalen Geburt werden in einem unendlich komplexen Vorgang immer zum richtigen Zeitpunkt die richtigen Hormone ausgeschüttet. Sie steuern nicht nur die körperlichen Vorgänge, sondern auch die Gefühlslage und bewirken, dass wir uns nach der Geburt in unsere Nachkommen verlieben, uns gefühlsmäßig fest an sie binden («Bonding»), damit wir sie gut versorgen und andere Dinge für uns unwichtig werden. Darauf ist das Baby und darauf sind wir hormonell vorbereitet. Immer unter der Voraussetzung, dass alles ungestört und optimal verläuft. Denn Hormonausschüttungen reagieren sehr sensibel auf Störungen, z. B. auf Medikamente, aber auch schon auf Neonlicht. (Mehr dazu im Kapitel «Die Geburt», ab S. 93.)

Werde ich die Schmerzen aushalten können? Wie stark werden sie sein? Womit kann ich sie vergleichen? Dazu sollten Sie wissen: Jeder Mensch nimmt Schmerzen sehr unterschiedlich wahr. Geburtsschmerzen lassen sich nicht mit «üblichen» Schmerzen vergleichen; sie sind trotz ihrer Intensität «positive» Schmerzen; denn es liegt ja keine Entzündung oder Erkrankung als Ursache vor, vielmehr findet ein produktiver, aktiver Prozess im Körper statt, der in einem wunderbaren Ereignis gipfelt – der Geburt Ihres Kindes. Hinzu kommt, dass Ihr Körper mit den genannten Hormonausschüttungen körpereigene Schmerzmittel (Endorphine) produziert. Zusammen mit den in der Geburtsvorbereitung erlernten Atemmöglichkeiten, den Gebärhaltungen, Entspannungen und Massagen sind Sie also bestens ausgerüstet. Mit Ihrer positiven Einstellung zum Geburtsereignis haben Sie die Voraussetzungen für eine sichere, komplikationslose Geburt, bei der Sie gut mit den Schmerzen umgehen können.

Was Ihnen helfen kann

Das kann Ihnen in schwierigen Phasen oder Situationen helfen:

- Ein warmes Bad. Es ist sinnvoll, erst mit heftigen Wehen, also im zweiten Teil der Eröffnungsphase, in die Badewanne zu gehen.
- Ihr Partner. Er unterstützt Sie durch Mitatmen und eventuell

Ausstreichen des Rückens oder der Beine im Rhythmus des Ausatmens, sodass Sie weiter gleichmäßig atmen und das Ausatmen betonen.

- Werden Sie ruhig laut, aber tönen Sie mit tiefen Tönen, Stöhnen oder Jammern. Lassen Sie auch Ihren Ärger heraus. Ein Singsang mit den Wehen oder rhythmische Sprüche helfen ebenso, im Atemrhythmus zu bleiben.
- Sehr hilfreich ist der Druck des Partners auf den Kreuzbeinbereich. Sagen Sie ihm, was für Sie angenehm ist – sehr fest oder vielleicht auch sanfter.
- Setzen Sie sich auf einen großen Gymnastikball und lassen Sie Ihr Becken kreisen.
- Wechseln Sie immer dann Ihre Position, wenn Sie das Gefühl haben, so geht es nicht weiter. Vielleicht hilft Ihnen Bewegung.
- Versuchen Sie, immer auch an Ihr Kind zu denken. Sie beide arbeiten hart. Aber Sie haben etwas Wunderschönes vor sich: Sie werden sich kennen lernen. Sagen Sie Ihrem Kind, dass Sie sich darauf freuen, es bald zu sehen.
- Aromatherapie, Bachblüten oder homöopathische Mittel – je nach Erfahrungen der Hebamme bzw. Ihren eigenen und je nachdem, was Ihnen gut tut.
- Akupressur, Akupunktur o. Ä.
- Wenn alle nicht-medikamentösen Möglichkeiten erschöpft sind, bietet die Klinik sicher noch Schmerz- oder Betäubungsmittel als Ausweg an wie Buskopan oder eine PDA (Rückenspritze, s. S. 115).

Medikamente zur Geburtserleichterung

Sie haben gesehen, es gibt viele Hilfen, um mit den Schmerzen zurecht zukommen. Manchmal reicht das trotzdem nicht, und die Frau fühlt sich am Ende ihrer Kräfte. Die moderne Geburtsmedizin hat vielfältige Möglichkeiten, Schmerzen zu lindern oder zu beseitigen. Da Medikamente immer auch Nebenwirkungen haben, gehören die im Folgenden genannten zum Standard jeder Klinik, sodass Vor- und Nachteile abgewogen werden können.

Spasmolytika wie Buskopan, ein «Weichmacher» für den Muttermund und gleichzeitig Schmerzmittel, werden eingesetzt, wenn der Muttermund sich zu langsam oder gar nicht öffnet. Das bedeutet, Buskopan wird in der Regel in der ersten Hälfte der Eröffnungsphase vorgeschlagen.

Opiate wie Fortral, Nubain o. Ä. werden selten gegeben. Eine Indikation ist, dass der Muttermund sich nicht öffnet, die Frau schon sehr erschöpft ist und starke Schmerzen hat.

Periduralanästhesie (PDA) oder Spinalanästhesie setzen Ärzte in den meisten Krankenhäusern sehr häufig ein. Sie wird als die Methode angesehen, die am wenigsten das ungeborene Kind beeinträchtigt. Allerdings ist mit dieser – wenn sie funktioniert – absoluten Schmerzausschaltung ein großer Aufwand verbunden, als Medikament wird heute in den Periduralraum (zwischen Rückenmark und Rückenwirbel) oft eine Mischung von Lokalanästhetikum und Morphium gegeben (die so genannte Walking-PDA, da man damit laufen kann.)

Alle Medikamente können in bestimmten Situationen hilfreich und sinnvoll sein. Aber oft verlangen Frauen in der Übergangsphase, wenn sie nicht mehr gut klarkommen, nach Medikamenten. Meistens bringt der Einsatz der drei genannten Gruppen dann nicht mehr viel: Spasmolytika braucht man nicht mehr, der Muttermund ist ja fast offen. Opiate würden bewirken, dass auch das Kind «gedämpft» ist nach der Geburt. Sie werden nur gegeben, wenn die Geburt voraussichtlich noch länger dauern wird. Eine PDA wird in der Regel so gelegt, dass sie zur Geburtsphase ausklingt, damit die Frau wieder ein Gefühl fürs Mitschieben hat. Am Ende der Eröffnungsphase ist es also dafür meist zu spät, zumal das Legen der PDA fast eine halbe Stunde dauert, erst dann wirkt sie.

Stellen Sie sich vor, Sie sind mühsam einen steilen, unwegsamen Berg hochgeklettert und sehen nun schon den Gipfel vor sich. Dafür brauchen Sie aber noch einmal eine gewaltige, kurzfristige Anstrengung. Doch das Ende ist abzusehen …

Antwortet Ihnen also die Hebamme auf Ihren Wunsch nach Schmerzmitteln, das lohne sich jetzt nicht mehr, so sehen Sie das positiv: Sie stürmen gleich den Gipfel …

Vorbereitung auf das Leben mit dem Kind

Menschen, die bisher ohne Kinder gelebt haben, können sich die Veränderungen, die ein Leben mit Kind mit sich bringt, kaum vorstellen. Die Schwangerschaft als eine Übergangszeit bietet die Chance, sich mit vielen Veränderungen gedanklich vertraut zu machen. Aber erst die reale Erfahrung zeigt: Jetzt beginnt ein anderes Leben, mit Kind. Ein Leben, das nicht selten neue Werte setzt. Sie haben vielleicht schon während der Schwangerschaft bemerkt, dass Ihnen manche Dinge nicht mehr so wichtig sind wie früher, dass Sie bei anderen Themen dagegen viel empfindsamer reagieren, als Sie es bisher von sich kannten. Ihr Baby wird immer konkreter für Sie, je mehr es sich bewegt. Allerdings ist es jetzt noch sehr pflegeleicht. Ihr Baby bekommt alles, was es braucht, durch Sie: Nahrung über die Nabelschnur, Wärme im warmen Fruchtwasser, Nähe und ständigen Körperkontakt in seiner kuscheligen Uterushöhle, Berührung und Massage durch ständige Bewegung in Ihrem Bauch (und sei es nur durch Ihre Atembewegungen), vertraute Geräusche (von Schlagadern und Darm) und Stimmen (es kennt schon Ihre Stimme und die Ihres Partners). All dies braucht es für seine Entwicklung und hat es ganz selbstverständlich in Ihrem Bauch. Das wird sich nach der Geburt radikal ändern. Ist Ihr Kind draußen, müssen Sie für alles sorgen, und dafür brauchen Sie wieder Ihren Körper: für das Stillen, für die Nähe und den Haut-

→ Dazu ein wichtiger Tipp:

Das ist das Wichtigste, was Sie über die Bedürfnisse eines Neugeborenen wissen müssen: Alles, was es intrauterin erlebt hat, was ihm vertraut ist, braucht es in ähnlicher Form auch außerhalb Ihres Bauches. Je kleiner und jünger es ist, desto mehr braucht es Sie und Ihre unmittelbare Nähe.

kontakt, für die Bewegung, das Schaukeln, das Tragen Ihres Kindes, für die Beruhigung durch Stimmen und Geräusche durch Ihre Ansprache oder Ihren Gesang.

Eine massive Umstellung kommt auf Sie zu. Nähe und Geborgenheit zu vermitteln und zu empfangen ist zwar wunderschön, aber andere Dinge, die bisher in Ihrem Alltag selbstverständlich waren, kommen Ihnen da vielleicht zu kurz. Bereiten Sie sich darauf vor. Gehen Sie jetzt noch möglichst oft ins Theater oder Kino, dann macht Ihnen eine Pause von mehreren Monaten nicht so viel aus. Wenn Sie gerne essen gehen, stellen Sie fest, welche Ihrer Lieblingsrestaurants nach Hause liefern. Das können Sie gut gebrauchen in der ersten Zeit. Und prüfen Sie Restaurants auf ihre Kinderfreundlichkeit. Sehen Sie dort selten Kinder, so ist das ein schlechtes Zeichen.

Mit Freunden vereinbaren Sie schon jetzt, dass diese bei einem Besuch während der ersten Monate Essen und Trinken mitbringen. Natürlich herrscht Rauchverbot in der Wohnung. Machen Sie sich aber auch mit dem Gedanken vertraut, dass sich alte (kinderlose) Freunde wahrscheinlich zurückziehen, und freuen Sie sich darauf, dass Sie neue finden werden.

Fragen Sie andere Eltern nach ihren Erfahrungen. Sie werden hören, wie unterschiedlich die Kinder sind: Einige wenige sind ganz ruhig und pflegeleicht, andere beschäftigen ihre Eltern Tag und Nacht und brauchen sehr viel Nähe und Zuwendung. Manche sind beim Stillen fix fertig, die meisten lassen sich eher Zeit und genießen es zu nuckeln. Vor allem werden Sie bei Ihren «Recherchen» feststellen, wie unterschiedlich Eltern mit den kindlichen Bedürfnissen und den Veränderungen ihres Lebens umgehen. Jeder muss da seinen eigenen Weg finden. Wichtig für alle ist aber: Nicht nur das Baby, auch die Eltern sollten zufrieden sein.

Damit Sie sich jetzt schon Zeit für die ersten spannenden Monate mit Ihrem Baby «freischaufeln», sollten Sie in den letzten Wochen und Mona-

→ Dazu ein wichtiger Tipp:

Machen Sie sich schon jetzt klar, dass Sie unabhängiger und aktiver mit Baby sind, wenn Sie Ihr Kind stillen und wenn Sie es viel im Tragetuch oder einer anderen Tragehilfe am Körper tragen.

Wie sieht's aus mit der Partnerschaft nach der Geburt?

Sprechen Sie jetzt schon darüber. Es schleift sich erfahrungsgemäß bei vielen Eltern eine traditionelle Rollenaufteilung ein, die beide nie gewollt haben. Während die meisten Männer das sehr praktisch finden, sind die Frauen verständlicherweise unzufrieden. Auch wenn sich einiges «verlagert», wenn Sie als Mutter zunächst zu Hause bleiben, heißt das nicht, dass Sie jetzt für alle Hausarbeiten zuständig sind. Der Alltag mit einem Baby wird Sie beschäftigen, da sollte Ihr Partner seinen Anteil an der Hausarbeit weiterhin erledigen. Auch im Hinblick darauf, dass Sie ja irgendwann wieder arbeiten gehen, dann muss die Arbeitsteilung funktionieren. Nehmen Sie sich die Zeit vor der Geburt und später zur «Aktualisierung», Ihre Aufgabenverteilung durchzusprechen. Sie vermeiden Frust und Ärger, der nicht selten in Trennungen mündet.

ten vor der Geburt so viel wie möglich erledigen. Das hilft im Übrigen auch, die letzten Wochen der ungeduldigen Wartezeit besser zu überstehen.

Sie können vieles auf Vorrat erledigen: Lange liegen gebliebene Schreibarbeiten, Ihren PC ausmisten und updaten, Schränke aufräumen, Fenster putzen, Vorräte einkaufen, wenn möglich, Gerichte vorkochen und einfrieren, Behördengänge erledigen, Geburtskarten vorbereiten, Briefumschläge schon adressieren. Nutzen Sie Ihre Zeit jetzt.

Anschaffungen

In Ihrem Haushalt brauchen Sie gar nicht so sehr viel zu verändern. Sogar das Kinderzimmer hätte noch Monate Zeit. Besser ist Ihr Kind nämlich bei Ihnen im Schlafzimmer aufgehoben. Aber ein Kinderzimmer oder eine -ecke einzurichten gehört einfach zur liebevollen Vorbereitung und Einstimmung auf die Elternschaft. Halten Sie sich trotzdem bei Anschaffungen eher zurück, erst die Praxis wird zeigen, was Sie wirklich brauchen.

Was Sie wirklich brauchen:

- eine kuschelige Liegemöglichkeit wie Stubenwagen oder fahrbares und / oder schaukelbares Kinderbettchen. Der Vorteil ist, Sie können es in die Küche und überallhin in der Wohnung rollen. Denn viele Kinder schlafen anfangs lieber bei Geräuschen ein als in der stillen Abgeschiedenheit eines Kinderzimmers;
- einen Wickeltisch: Da Sie dort mit dem Baby viel Zeit verbringen werden – nicht nur wickeln, sondern auch spielen und schmusen –, ist eine Wickelauflage in der richtigen Höhe für Ihren Rücken wichtig. Außerdem sollte der Wickeltisch nach drei Seiten gut abgesichert sein. Sie können sich gar nicht vorstellen, wie schnell ein Baby herunterfallen kann. Nach vorn müssen Sie immer «absichern» (also nie weggehen oder umdrehen, wenn das Baby dort liegt);
- der Wickelplatz sollte warm sein, eventuell schaffen Sie einen Wärmestrahler an, der schnell für die richtige Temperatur sorgt;
- Wickelauflage;
- Windeleimer mit Deckel;
- ein Tuch oder einen Sack zum Tragen des Kindes. Schauen Sie sich verschiedene Möglichkeiten bei Freunden an und lassen Sie sich die Technik zeigen. Ein Tuch in der Ecke nützt niemandem. Es gibt sogar Info-Abende oder CDs zu diesem Thema;
- einen Autositz entsprechend dem Alter des Kindes;
- einen Kinderwagen: Der muss nicht neu sein, aber möglichst groß (dann haben Sie auch lange etwas davon), mit hohen Rädern und guter Federung. Die Höhe ist wegen der Abgase und für Ihre Bequemlichkeit beim Schieben wichtig;
- eine Babybadewanne brauchen Sie eigentlich nur, wenn Sie keine große Badewanne haben. Anfangs reicht nämlich das Waschbecken, und später macht gemeinsames Baden in der großen Wanne mit den Eltern mehr Spaß;
- ein Badethermometer;
- für die *Babypflege* brauchen Sie nichts außer warmem Wasser. Eventuell zum Saubermachen für den Po Öl, es reicht auch billiges Speiseöl oder einfach nur Wasser. Verschonen Sie Ihr Kind mit Shampoo, Seife, Lotion, Badezusätzen, Puder. Mit alledem tun Sie seiner Haut nichts Gutes;
- an *Kleidung* sollten Sie zunächst auch nur Basiswäsche kaufen oder leihen. Sie bekommen sicher auch einiges geschenkt. Da neue Kleidung hautreizende Stoffe enthalten kann, sollten Sie alle Sachen mehrmals waschen oder

Windeln

Überlegen Sie sich die Vor- und Nachteile der verschiedenen Wickelmethoden. So einfach und praktisch Wegwerfwindeln sind, nicht jede Babyhaut verträgt sie. Plastikwindeln sind zudem eine riesige Umweltbelastung (400 000 Tonnen Müll pro Jahr, 5 Millionen Bäume werden gefällt). Außerdem kosten Wegwerfwindeln am meisten – auch ohne die ökologischen Folgekosten. Stoffwindeln sind meistens hautfreundlicher, ökologisch unbedenklicher und wesentlich preiswerter. Um es Eltern einfacher zu machen, gibt es Windelservices. Diese stellen die Windeln, der Windeleimer wird wöchentlich abgeholt und die frische (eigene) Wäsche wieder gebracht. Das ist zwar teurer, als selbst zu waschen, aber immer noch günstiger als Wegwerfwindeln. Lassen Sie sich vom Windelservice in Ihrer Region beraten.

gleich gebraucht kaufen. Seien Sie bei den hübschen Babysachen kritisch: Plastikmaterial ist nichts für Babys, schicke Outfits sind für Eltern zum Anziehen und für Babys zum Bewegen oft unbequem.
4–6 Baumwollhemdchen (Größe 56, 62 und 68), aus Wolle oder Seide brauchen Sie ca. 3, da diese nicht so oft gewaschen werden,
4–6 Jäckchen (Größe 62 und 68),
4–6 Strampler (Größe 56, 62, 68), aus Wolle oder Seide reichen 3,
eventuell 3–4 einteilige Schlafanzüge (Größe 62 und 68).
Einige Stoff- und Flanellwindeln können Sie immer gebrauchen, auch wenn Sie Wegwerfwindeln verwenden wollen.
Außerdem für draußen: warme Jacke oder Pullover, Mütze und warme Socken oder – sehr praktisch – einen gestrickten Wollsack;

- ein Baby-Schaffell oder einen Schaffell-Sack können Sie sich schenken lassen. Die Schafwolle gibt eine angenehme, gesunde Wärme, vor allem, wenn ein Herbst- oder Winterbaby ausgefahren wird oder auch, wenn Sie es in Ihrer Wohnung eher kühl lieben. Achten Sie aber darauf, dass es dem Baby nicht zu warm wird, weil eine Ursache für Plötzlichen Säuglingstod Überhitzung ist;
- Waschlappen und Handtücher brauchen Sie ebenso wenig zu kaufen wie spezielle Babybettwäsche.

Und dann kommen ja auch noch die Geschenke. Dafür machen Sie am besten eine Liste, auf der Freunde und Verwandte die entsprechenden Sachen aussuchen (und abhaken) können.

Vorbereitung auf das Stillen

Das erste körperliche Anzeichen Ihrer Schwangerschaft war wahrscheinlich die Veränderung Ihrer Brust; denn bereits ganz früh beginnt der Körper, sich auf die Ernährung des Kindes einzustellen. Am Ende der Schwangerschaft können Sie bereits Vormilch, das so genannte Kolostrum, abdrücken, bzw. es tropft manchmal von selbst. Ihr Körper ist wie auf das Gebären auch auf das Stillen bestens vorbereitet. Sein einziges Problem: Ihre Brustwarzen, die Sie in der Regel sehr geschützt und verpackt halten, sind nicht besonders abgehärtet. Ihr Baby wird aber sicher sehr intensiv daran saugen. In den ersten Tagen haben daher fast alle Frauen etwas wunde Brustwarzen, vor allem, wenn das Kind nicht richtig angelegt wird.

Viel können Sie zur Abhärtung vorher nicht tun, aber es hilft, wenn Sie oft Luft und je nach Jahreszeit etwas Sonne an Ihre Brustwarzen lassen. Auch hilfreich zur Vorbereitung ist kaltes Wasser zum Waschen der Brust, und beim Abtrocknen sollten Sie ein raueres Handtuch vorziehen. Andere «Abhärtungsmaßnahmen» sind nicht notwendig. Falls Sie Ihre Brust eincremen oder einölen, lassen Sie bitte immer die Brustwarzen aus. Sie weichen sonst zu sehr auf und werden noch empfindlicher. Durch Manipulieren an den Brustwarzen können manchmal sogar Wehen ausgelöst werden.

Wirklich vorbereiten müssen Sie Ihre Brust, falls Sie Flach-, Hohl- oder Schlupfwarzen haben, also wenn sich Ihre Brustwarze bei Kälte oder Berührung nicht versteift und innen liegen bleibt. Lassen Sie sich von erfahrenen Stillberaterinnen (Adressen s. Anhang) beraten. Es gibt Schalen, die schon in der Schwangerschaft getragen werden und die die Brustwarze nach vorn drücken.

→ Dazu ein wichtiger Tipp:

Vorbereitung der Brust: Waschen oder duschen Sie Ihre Brust immer kalt und frottieren Sie sie.

(Solche Schalen sollten immer über Luftlöcher verfügen, um Luft an die Brust zu lassen!) So wird es Ihr Kind später leichter haben, und Sie umgehen mögliche Anfangsschwierigkeiten.

Mit der folgenden Übung können Sie Dehnungsstreifen der Brust vorbeugen. Die Brustform lässt sich durch Muskelübungen nicht beeinflussen, da die Muskulatur unter der Brust sitzt.

Übung gegen Dehnungsstreifen

Halten Sie Ihre Arme angebeugt in Brusthöhe und umfassen Sie mit der rechten Hand das linke Handgelenk und mit der linken Hand das rechte Handgelenk. Wenn Sie nun mehrmals Druck ausüben in Richtung Ellenbogen, spüren Sie sicher Ihre Brustmuskeln. Führen Sie die Übung öfter durch.

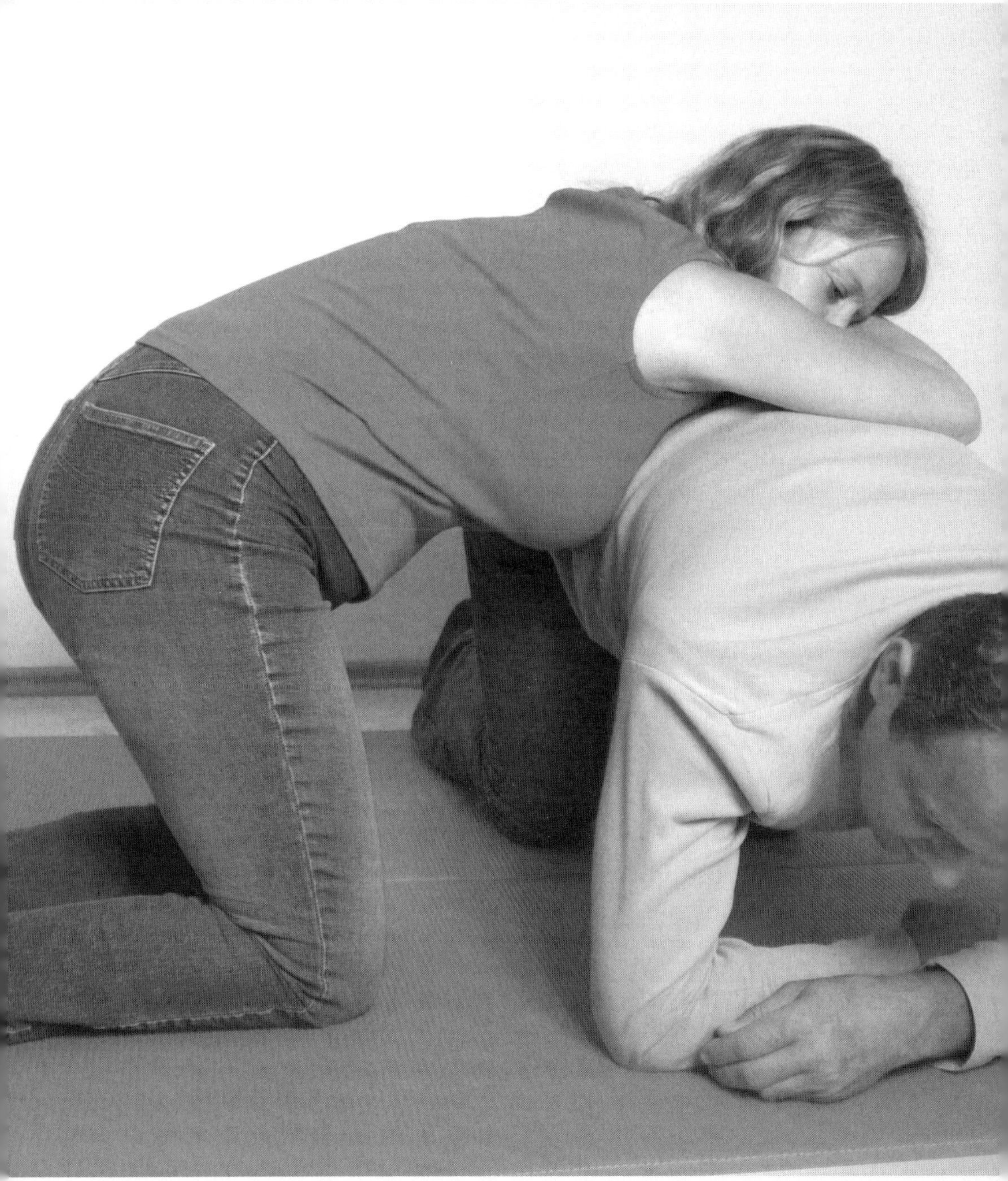

Kapitel 3 | *Die Geburt*

Während der Geburt läuft ein Millionen Jahre altes Programm ab. So ist bei der Geburt der jüngste Teil unseres Gehirns nicht gefragt, also das Großhirn, das für den Verstand zuständig ist. Es kann im Gegenteil das Primärhirn in seiner Arbeit, den Geburtsvorgang optimal zu steuern, blockieren.

Das erste Beispiel dafür liefert oft die Ankunft in der Klinik: Nach einer ungemütlichen Fahrt, Ankunft in einer fremden Umgebung mit fremden Gesichtern, bleiben bei vielen Frauen die Wehen, die zu Hause schon regelmäßig kamen, erst mal weg. Wenn wir dann noch mit «unwichtigen» Fragen nach Krankenkasse, Telefonnummer des Mannes im Büro u. Ä. belästigt werden, kann unser archaisches Primärhirn nicht funktionieren. Kommen wir in einen ruhigen, warmen Geburtsraum mit gedämpftem Licht und können ungestört agieren, laut atmen und jammern, dann tritt die normale Hormonausschüttung wieder in Gang. Jede Störung aber kann sie irritieren: medizinische Erklärungen, plötzlich eintretende Personen, helles Licht, Ärger über eine «dumme» Bemerkung, Unters chungen und vieles mehr. Nicht immer wird das von Geburtshelfern berücksichtigt.

Sind Sie aus Ihrem Rhythmus gekommen, kann Ihnen ein Bad mit warmem Wasser helfen.

Ist der physiologische Geburtsverlauf mit der Produktion aller notwendigen biochemischen Substanzen optimal in Gang gekommen, dann hat sich auch der Endorphinspiegel erhöht. Endorphine sind körpereigene Schmerzmittel, sie bringen uns in Hochstimmung und bewirken einen anderen Bewusstseinszustand. Entspannung und bewusstes Atmen fördern das noch.

Sie und Ihr Kind haben übrigens einen fast gleichen Hormonhaushalt während der Geburt. Die Hormonausschüttungen im Geburtsprozess fördern auch die Reifung der kindlichen Lunge.

→ Dazu ein wichtiger Tipp:

Die wichtigste Voraussetzung für eine sichere Geburt ist die normale Ausschüttung der Geburtshormone. Daher ist eine intime, liebevolle Atmosphäre ohne Störungen auch in der Klinik entscheidende Voraussetzung. Bitten Sie Ihren Partner, darauf zu achten.

Adrenalinausschüttungen, z. B. aufgrund von Angst oder Kälte, haben eine geburtshemmende Wirkung in der Eröffnungsphase. Zu einem späteren Zeitpunkt der Geburt sind sie allerdings sehr wichtig. Kurz vor den Presswehen kommt es nämlich zu einem Adrenalinschub, der mit verantwortlich ist für die Gefühle in der so genannten Übergangsphase: Viele Frauen fühlen sich mutlos und ängstlich, oder sie sind sogar wütend oder euphorisch. Der Atem wird meist kurz und flach. Die Frauen haben Durst. Die Freisetzung dieser Energien durch Adrenalin bedeutet, dass die Presswehen bald einsetzen. Nichts sollte diesen Prozess jetzt stören, denn nach diesem kurzen heftigen Zwischenspiel folgen die starken, wirksamen Geburtswehen. Viele Frauen erinnern sich übrigens nicht oder bestreiten sogar, Angst gehabt zu haben. Das liegt an der gedächtnisschwächenden Wirkung des Hormons Oxytocin.

Der durch die Stresshormone ausgelöste Zustand bei der Mutter ist auch für das Baby wichtig: Er erhöht seine Leistungsbereitschaft und hilft ihm z. B., einen vorübergehenden Sauerstoffmangel gut zu überstehen. Auch die Herzfrequenz des Kindes ändert sich in dieser Phase beachtlich, das wissen erfahrene Geburtshelferinnen und -helfer richtig zu deuten, ohne gleich eingreifen zu wollen. Eine schnelle, vorzeitige Geburtsbeendigung – manchmal ist das notwendig – bedeutet aber auch, dass das Baby nicht mehr die hohen Hormonkonzentrationen bekommt, die es für die Anpassung an das Leben außerhalb des Mutterleibes optimal ausstatten; denn Atmung, Wärmeregulierung und andere elementare Funktionen werden durch die freigesetzten Hormone bei der Geburt positiv beeinflusst. Außerdem sind die Babys dadurch sehr wach und aufmerksam und finden schnell zur Brust der Mutter.

Es ist faszinierend, wie «überflutet» Mutter und Kind von Geburtshormonen sind, die beide instinktiv handeln lassen. Die hochsensible Phase des «Bonding» (der Bindung aneinander) findet intuitiv statt: Die Geburtshormone werden deshalb auch «Liebeshormone» genannt. Die Kontaktaufnahme zwischen Mutter und Kind ist aufeinander abgestimmt: Sie schauen sich zum ersten Mal an, berühren sich – und verlieben sich ineinander. Ganz ohne Anleitung kann das Kind die Brust finden, und die Mutter kann stillen. Dadurch wiederum werden Wehen ausgelöst, durch die die Plazenta abgelöst und ausgestoßen wird. Mit den Kontraktionen zieht sich auch der Uterus zusammen und verhindert weitere Blutungen.

Sie sehen, Ihr Körper produziert alles, um die Geburt sicher zu gewährleisten. Lassen Sie ihn arbeiten, und versuchen Sie von vornherein durch die Auswahl Ihres Geburtsortes und Ihrer Betreuung, die Bedingungen zu schaffen, die für Sie Sicherheit und Geborgenheit bedeuten.

Im Folgenden werden die Geburtsphasen ausführlich erklärt, damit Sie sich den Ablauf vorstellen können und wissen, was Sie in den verschiedenen Geburtsphasen erwartet. Dabei müssen Sie sich aber immer wieder vergegenwärtigen, dass keine Geburt nach Plan abläuft.

Anzeichen für den Geburtsbeginn

Die häufigsten Anzeichen für den Geburtsbeginn sind das so genannte Zeichnen, Durchfall, Blasensprung und vor allem natürlich Wehen.

Das «Zeichen» erkennen Sie am Abgang von blutigem Schleim. Dieser sitzt vor dem Muttermund und schützt vor aufsteigenden Keimen. Er geht meist als Erstes ab. Allerdings ist das kein sicheres Anzeichen, denn der Schleimpfropf kann auch mehrere Tage oder gar Wochen vor Geburtsbeginn abgehen. Ebenso unsicher ist der Durchfall, denn er kann ja auch andere Gründe haben.

Ein ebenfalls nicht ganz eindeutiges Anzeichen ist die Wehentätigkeit. Denn Sie haben vielleicht schon häufig Wehen in der Schwangerschaft gehabt (oder noch nie gespürt), können aber nicht gleich einordnen, ob das nun Geburtswehen oder Vorwehen sind.

Wenn die Wehen also immer regelmäßiger kommen und nach und nach intensiver werden, dann sollten Sie die Vorbereitungen treffen, Ihren Geburtsort anzusteuern.

Wann immer Sie das Gefühl haben, es sei vielleicht etwas nicht ganz in Ordnung, ob nun regelmäßig Wehen kommen oder nicht, so rufen Sie Ihre Hebamme an oder fahren Sie in die Klinik. Wenn es noch nicht losgeht, aber alles in Ordnung ist, können Sie dann wieder nach Hause.

> So stellen Sie fest, ob es sich um vorzeitige oder um Geburtswehen handelt: Nehmen Sie ein warmes Bad. Vorzeitige Wehen hören nach einem Entspannungsbad auf, Geburtswehen intensivieren sich.

→ Dazu ein wichtiger Tipp:

Eines der vielen Geheimnisse, die auch die Wissenschaft noch nicht enträtseln konnte, ist übrigens die Frage nach dem Auslöser für den Geburtsbeginn. Das Baby selbst und seine Reife haben auf jeden Fall einen erheblichen Anteil daran.

Blasensprung

Anders ist es beim Blasensprung. Platzt Ihre Fruchtblase, sollten Sie baldmöglichst ins Krankenhaus bzw. Geburtshaus und können dann auch nicht mehr nach Hause. Die Fruchtblase stellt sozusagen das letzte Schutzschild – auch wenn der Schleimpfropf schon abgegangen ist – vor aufsteigenden Keimen dar. Das heißt, wenn sie platzt (bei ungefähr jeder zehnten Schwangeren vor Geburtsbeginn), dann hat der Countdown begonnen, unabhängig davon, ob schon Wehen da sind oder nicht.

Wenn Sie nicht sicher wissen, ob das Köpfchen Ihres Kindes schon tief im Becken sitzt («abdichtet»), dann sollten Sie liegend in die Klinik transportiert werden. Nachdem untersucht worden ist, ob das Köpfchen schon «abdichtet», können Sie auch wieder aufstehen und umherlaufen. Wenn nicht, müssen Sie zunächst liegen bleiben. Es besteht sonst die Gefahr, dass die Nabelschnur vor den Kopf rutscht und das Gewicht des Kindes darauf drückt. Das Liegen ist also eine Vorsichtsmaßnahme, meistens zwar unnötig, aber sicherheitshalber zu empfehlen.

Zunächst wird abgewartet, dass die Wehen beginnen. Die Hebamme wird Sie motivieren, umherzulaufen, Treppen zu steigen o. Ä., damit die Wehen losgehen. Meist beginnt dann irgendwann eine regelmäßige Wehentätigkeit, und der Geburtsvorgang ist wirklich in Gang gesetzt. Wegen der Gefahr einer Infektion (aufsteigende Keime) soll die Geburt in einer bestimmten Zeit nach dem Blasensprung erfolgt sein. Je nach Situation, Untersuchungen und Regeln des Krankenhauses ist das ca. 24 bis 48 Stunden nach «Springen» der Blase. Wenn die Geburt dann noch nicht richtig in Gang gekommen ist und auch die Gabe von Wehenmitteln nichts bewirkt hat, dann wird wahrscheinlich ein Kaiserschnitt durchgeführt.

Eröffnungsphase

Weil sich jetzt der Muttermund von 0 auf ungefähr 10 cm öffnen muss, spricht man von Eröffnungsphase. Bevor der Muttermund sich öffnet, bzw. parallel dazu, muss sich der Gebärmutterhals (Zervix), der in die Scheide hineinragt, hochziehen. Ist er hochgezogen, so heißt das: «Die Zervix ist verstrichen.» Das kann eventuell schon Tage vor der Geburt beginnen. Auch der Muttermund kann sich schon eröffnet haben. Solange die Fruchtblase geschlossen ist, kann nichts passieren.

Das Verstreichen der Zervix und das Eröffnen des Muttermundes geschieht, indem die längs verlaufende Muskelschicht der Gebärmutter den Muttermund hochzieht. Die Muskelschichten der Gebärmutter werden nach unten dünner und verdicken sich gleichzeitig oben, am Fundus der Gebärmutter. Während das geschieht, rutscht Ihr Kind immer tiefer in das Becken hinein. Das geht wesentlich leichter, wenn Sie aufrecht und in Bewegung sind. In der Rückenlage drückt das Baby in der Wehenpause nicht auf den Muttermund. Arbeitet die Schwerkraft in aufrechten Positionen mit, so bleibt der Kopf des Babys unten und drückt gleichmäßig auch in den Wehenpausen nach unten. Das trägt zusätzlich zur Verkürzung der Eröffnungsphase bei. Obwohl es günstig und für Sie wahrscheinlich am angenehmsten ist, in den Wehenpausen umherzuwandern, stundenlang sollten Sie das nicht machen. Um Ihre Kräfte zu schonen, ruhen Sie sich zwischendurch ruhig

Wie lange? Wie oft?

Immer wieder wird gefragt: Wie lange dauert die Eröffnung? Wie oft kommen die Wehen?
Eine exakte Antwort gibt es nicht – und der Durchschnittswert von acht bis zwölf Stunden hilft Ihnen auch nicht. Denn es können auch nur zwei oder aber 22 Stunden sein.
Am Beginn der Eröffnungsphase kann es noch lange Pausen zwischen den Wehen geben, z. B. 14 oder acht Minuten. Diese Abstände verkürzen sich nach und nach. Es kann aber auch passieren, dass die Pausen von Anfang an vielleicht nur vier oder zwei Minuten dauern.

Wünschen Sie sich nicht unbedingt eine schnelle Geburt!

Dass Wehen sich langsam steigern und die Pausen erst nach und nach kürzer werden, hat einen unbestreitbaren Vorteil: Sie können sich langsam daran gewöhnen – und so, wie sich die Wehen steigern, kommen Sie nach und nach gut damit zurecht. Kommen Wehen dagegen von Anfang an sehr heftig, wie das bei kurzen Geburten meistens passiert, dann sind Sie unvorbereitet, schnell überfordert und haben größere Schwierigkeiten, Ihren Rhythmus zu finden. Ihrem Baby geht es dabei ähnlich.
Ob es langsam oder schnell geht, können Sie kaum beeinflussen. Allerdings blockieren Verspannungen die Geburtsarbeit. Wenn Sie sich nicht wehren, sich auf den Geburtsprozess einlassen und ihn mit Atmen, Loslassen und Sichöffnen unterstützen, können Sie umgekehrt dazu beitragen, dass die Geburt nicht unnötig verlängert wird.

mal etwas aus: rittlings auf einem Stuhl sitzend, auf dem Gymnastikball wippend, im Bett sitzend oder auf der Seite liegend. Wenn Ihnen danach ist, bewegen Sie sich wieder um das Bett, auf den Fluren, im Garten …

Manchmal bleibt die Eröffnung regelrecht «stehen», der Muttermund ist z. B. drei Zentimeter eröffnet, und es geht einfach nicht weiter. Dann heißt es Geduld haben. Probieren Sie verschiedene Positionen aus, bewegen Sie sich, wenn Sie mögen, oder nehmen Sie ein Bad zur Entspannung. Die Hebamme wird Ihnen sicher Vorschläge machen, die das Weichwerden des Muttermundes fördern.

Haben auch homöopathische Mittel und andere Versuche nichts gebracht, wird in solch einem Fall ein Spasmolytikum (s. auch S. 83) als «Weichmacher» eingesetzt. Je nach Situation wird Ihnen ein Mittel zur Wehenanregung und eventuell auch eine PDA vorgeschlagen. Bei unnachgiebigem Muttermund werden zur Wehenkoordinierung sowohl ein Tropf mit Wehenmittel als auch wehenhemmende Mittel gegeben.

Routinemaßnahmen in der Klinik

Auch wenn Sie die ersten Stunden der Geburt im Klinikgarten oder auf den

Fluren verbringen, so wird die Hebamme Sie doch bitten, alle ein bis zwei Stunden bei ihr vorbeizuschauen. Nachdem bereits am Anfang, bei Ihrer Aufnahme, ein Kontroll-CTG (Cardiotokograph = Herzton-Wehen-Schreiber) geschrieben wurde, um die Herztöne des Kindes zu beurteilen, wird das in der Regel alle ein bis zwei Stunden zur Kontrolle wiederholt. Ist alles in Ordnung, können Sie mit Ihrem Partner weiter spazieren gehen. Das Aufzeichnen der Herztöne und der Wehen mit dem CTG kennen Sie wahrscheinlich von den Vorsorgeuntersuchungen.

Außer der Herzton-Wehen-Schreibung werden in Zweifelsfällen noch weitere Untersuchungen durchgeführt: die Mikro-Blut-Untersuchung (MBU) und die Pulsoxymetrie. Zur MBU wird Blut aus dem Kopf des Ungeborenen entnommen und untersucht. Auch die Pulsoxymetrie, hier wird eine Sonde zur Durchleuchtung der Kopfhaut am Kopf des Kindes befestigt, dient der genauen Analyse des Sauerstoffgehaltes. Durch diese beiden Methoden wird genauer festgestellt, ob es Ihrem Kind gut geht.

Bei den ersten Untersuchungen oder später hat die Hebamme Ihnen wahrscheinlich einen Einlauf empfohlen. Sie können sich entscheiden, ob Sie das möchten. (Hatten Sie z. B. vor Geburtsbeginn Durchfall, ist der Einlauf überflüssig.) Es gibt auch Kliniken, die bei Geburtsbeginn als Routinemaßnahme eine Braunüle legen, um einen venösen Zugang zu haben, falls er später für einen Wehentropf, Blutabnahme o. Ä. erforderlich sein sollte.

Übergangsphase

Über die so genannte Übergangsphase haben Sie jetzt schon einiges gelesen. Einerseits klingt das vielleicht etwas beängstigend, andererseits sollten Sie wissen, dass manche Frauen die aufgeführten Symptome und Empfindungen in dieser Phase gar nicht haben. Sie sollten aber vorbereitet sein, dass es am Ende der Eröffnungsphase, sozusagen auf den letzten Zentimetern, «hoch» hergehen kann. Hatten Sie sich also auf einen Wehenrhythmus mit Ihrem Atem, mit Ausstreichen und Massieren durch Ihren Partner gut eingestellt, so kann das jetzt plötzlich ganz anders sein: Die Wehen kommen schnell und unregelmäßig, sie haben vielleicht einen durchgängigen oder mehrere Höhepunkte. Vor allem aber sind die Erholungspausen sehr kurz. Da macht es Ihnen eventuell Schwierigkeiten, mit dem Atem mitzuschwingen. Erschwerend kommt bei einigen Frauen hinzu, dass ihnen sehr übel ist, dass sie «Schluckauf» haben,

So können Sie Ihre Partnerin unterstützen

- Das Wichtigste: da sein und aufmerksam sein für ihre Bedürfnisse
- Mitatmen
- Stützen und Halten in den verschiedenen Positionen
- Ausstreichen und Massieren im Atemrhythmus
- Auf Mund, Kiefer und Stirn achten, durch Berührung entspannen
- Ebenso auf Schultern, Po und Oberschenkel achten
- Öfter die Partnerin zur Toilette begleiten (leere Blase ist wichtig)
- Kleine Schlucke zu trinken geben
- Lippen und Gesicht befeuchten
- Verständnis haben auch für ärgerliche, wütende Äußerungen
- Ihre Partnerin immer wieder motivieren: Sagen Sie ihr, wie gut sie das macht und dass Sie sich auf das Kind freuen

dass ihnen abwechselnd heiß und kalt wird, dass die Beine anfangen zu zittern oder andere körperliche Anzeichen der Anstrengung auftreten. Auffälliger aber ist, dass viele Frauen jetzt den Mut verlieren. Die typischen Sätze dieser Phase sind «Ich kann nicht mehr» und «Ich will nicht mehr». Das geht einher mit einem gewissen Realitätsverlust: Gebärende sagen zu diesem Zeitpunkt einfach «Ich mache morgen weiter» oder «Ich will jetzt kein Kind mehr bekommen». Erinnern Sie sich an die Aussagen über die hormonelle Steuerung der Geburt: Genau diese Einstellung ist völlig normal. Auch dass Frauen ihre Wut und ihren Ärger über die«ewig lange Schinderei» rauslassen, gehört zu dieser Stimmungslage. Das meiste bekommt der Partner ab. (Tragen Sie das Ihrer Partnerin nicht nach. Es entsteht, wie beschrieben, aus der Situation heraus. Helfen Sie ihr, indem Sie als Blitzableiter dienen.) Sie als Partner haben ein positives Argument, Ihrer Frau über diese – in der Regel sehr kurze – Zeit hinwegzuhelfen: Alle diese Anzeichen und Aussagen zeigen, dass es bald zur Geburt kommt und dass Sie dann beide Ihr Kind in den Armen halten werden. Damit können Sie Ihre Partnerin anspornen, zusammen mit Ihnen noch mit einer Wehe zu atmen und noch mit einer ... und nach ein paar Wehen hat sie mit Ihrer Hilfe die schwierige Phase schon überwunden. Dann wird sie wie verwandelt sein. Dann kommt alle Kraft zum Hinausschieben des Kindes zum Einsatz.

Austreibungsphase

Nach der Übergangsphase sind viele Frauen froh, dass sie endlich mitarbeiten, die Geburt aktiv unterstützen können. Die Adrenalinausschüttungen in der Umstellungsphase (Übergangsphase) vom Öffnen (Auseinanderziehen der Muskulatur) zum Schieben und Drücken bewirken, dass Sie viel Kraft und Motivation haben werden, Ihr Kind herauszuschieben. Wenn die Hebamme das Signal zum Schieben gibt, wird das sicher eine große Erleichterung für Sie sein.

Sie wissen, der Geburtskanal ist ungefähr 20 cm lang und kurvig. Ihr Kind muss mehrmals den Kopf drehen, um sich den knöchernen und muskulären Gegebenheiten des Beckens anzupassen: Der Beckeneingang, die Ebene zwischen Schambein und oberem Kreuzbein (Promontorium) ist queroval, daher muss der Kopf des Kindes zur Seite schauen. Ist es dort hindurchgerutscht, sollte es in der Beckenmitte sein Köpfchen drehen. Der Beckenausgang ist nämlich längsoval. Das Gesicht sollte jetzt nach hinten zu Ihrem Steißbein gucken. Dabei beugt es den Kopf, damit das Hinterhaupt – der kleinste Umfang des Kopfes – den Beckenboden und die Scheide dehnt und dann langsam über den Damm «durchtritt». Nach der Geburt des Kopfes muss Ihr Baby den Kopf strecken, es dreht sich noch einmal so, dass die Schultern nacheinander geboren werden können. Der Rest des Körper «flutscht» dann wirklich heraus.

Das klingt kompliziert, aber Ihr Baby findet den Weg, da es keine Alternativen hat, es geht den Weg des geringsten Widerstandes. Es kommt immer nur mit einer bestimmten Einstellung des Kopfes weiter. Sie selbst brauchen sich nur zu merken, dass Ihr Kind eine Schraubbewegung durch die Geburtswege macht. Dann verstehen Sie, dass etwas Bewegung Ihres Beckens dem Baby manchmal

→ Dazu ein wichtiger Tipp:

Unterstützen Sie Ihre Kräfte beim Schieben ruhig mit lautem Tönen oder Schreien während des Ausatmens. Wichtig ist nur, dass Ihre Kraft, der Druck nach unten zum Beckenboden geht – und nicht wie bei spitzen Schreien oben im Körper festsitzt. Also wieder tiefe, stöhnende Töne!

hilft, sich richtig «einzustellen». Auch das spricht für eine aufrechte Position, in der Sie Ihr Becken bewegen können. Sie verstehen jetzt auch, warum das Wichtigste beim Schieben das Loslassen und Öffnen ist. Versuchen Sie, keinen zusätzlichen Widerstand durch Anspannung des Beckenbodens aufzubauen. Sie machen es sich und Ihrem Baby leichter und vergeuden keine unnötige Kraft.

Manche Babys bahnen sich Millimeter für Millimeter den Weg, rutschen wieder etwas zurück, kommen wieder herunter. Sie können das spüren. Es ist gut, wenn Ihr Baby so den Weg nach und nach dehnt. Manchmal haben es Babys auch eilig und werden mit wenigen Presswehen geboren. Aufhalten können Sie das dann nicht. Aber ansonsten lassen Sie sich Zeit. Wenn es Ihrem Kind gut geht (das wird mit der Aufzeichnung der Herztöne kontrolliert), können Sie mit viel Zeit ganz nach Gefühl und Druckempfinden Ihr Kind hinausschieben. Atmen Sie ruhig einmal eine Wehe weiter, ohne zu schieben, wenn Sie das Gefühl haben, Sie brauchen eine kleine Pause, oder wenn es nicht richtig geklappt hat mit Atmen und Schieben. Es kommt immer wieder eine neue Wehe, mit der Sie «üben» können. Falls es für Ihr Baby wichtig ist, schnell geboren zu werden, weil seine Sauerstoffversorgung nicht mehr optimal ist, wird die Hebamme Sie anleiten, länger und intensiver zu schieben, vielleicht sogar in der Wehenpause; oder aber das Herunterkommen des Kindes wird mit einer Saugglocke beschleunigt. Bei einem normalen Geburtsverlauf spüren Sie selbst nach, ob und wie lange Sie schieben. Die Hebamme wird Ihnen sagen, wann Sie Ihre Kraft ein bisschen länger einsetzen müssen, damit das Baby um die Kurve kommt, und sie wird Ihnen sagen, wann Sie aufhören sollen zu schieben. Bevor der Kopf geboren wird, bremst die Hebamme ihn mit dem so genannten Dammschutz etwas, damit er ganz langsam geboren wird. Das ist wegen der Druckentlastung für Ihr Baby wichtig, und es schont das Gewebe des Dammes, der Zeit zum Dehnen braucht.

Der Dammriss

Falls Hebamme oder Arzt den Eindruck haben, das Dammgewebe dehne sich nicht ausreichend, entscheiden sie, ob sie es auf einen Dammriss ankommen lassen (der dann für Sie besser heilt) oder ob sie schneiden. Heute weiß man, dass Dammrisse günstiger reißen als der gerade Schnitt der Schere, was erhebliche Vorteile in der Heilung bringt. Sie brauchen keine Angst zu haben, Sie spüren auf dem Höhepunkt einer Wehe weder einen Schmerz durch einen Riss noch durch einen Schnitt. Sie hören es vielleicht. Später zum Nähen bekommen Sie dann eine lokale Betäubung.

Es kann übrigens auch zu Schürfungen der Schamlippen (Labien) kommen. Das wird zwar nicht genäht, kann aber in den ersten Tagen beim Wasserlassen etwas brennen. Hilfe bringen Ihnen Sitzbäder mit Calendula-Essenz oder Arnikaläppchen.

Ihre ersten gemeinsamen Minuten

Jetzt ist Ihr Baby da. Eine unendliche Erleichterung, vielleicht auch gleich ein unendliches Glücksgefühl, das Sie so noch nie erlebt haben, wird Sie erfassen. Sitzen Sie z. B. auf dem Gebärhocker, so liegt Ihr Baby zwischen Ihren Füßen, und Sie werden es zunächst für einen Moment nur bestaunen, ehe Sie sich trauen, es langsam und zart zu berühren. Wenn Ihnen danach ist, nach diesen ersten Momenten, nehmen Sie es hoch in Ihre Arme. Besprechen Sie vorher mit der Hebamme, dass Sie diesen Moment selbst bestimmen wollen. Manchmal drücken Hebammen oder Ärzte der Mutter das Kind in die Arme, obwohl sie noch gar nicht bereit ist. Instinktiv läuft es so ab, dass Sie erst schauen, dann das kleine Wesen sacht mit den Fingerspitzen berühren und erst dann in die Arme nehmen. Lassen Sie sich das nicht nehmen. Genießen Sie einfach, dass Sie beide die große Anstrengung hinter sich haben. Dass plötzlich alles ganz leicht wird und in Ihnen eine große Liebe entsteht. Ihrem Partner wird es ähnlich ergehen. Das Programm für Bindung (Bonding) läuft auf Hochtouren – vorbereitet durch immense Hormonausschüttungen in Ihrem Körper. Diese ersten Minuten werden Sie Ihr Leben lang nicht vergessen. Und Sie werden es bei jedem Kind wieder so erleben.

Sie brauchen die Zeit jetzt zu dritt, und Sie brauchen Ruhe. Hebamme und Arzt haben das Kind schon beim Herauskommen beurteilt und wissen, ob sie jetzt helfen müssen oder gerade nicht gebraucht werden. Die erste Beurteilung des Babys, der Apgar-Test, kann erfolgen, ohne Sie zu stören. Manchmal müssen die Luftwege des Babys auch etwas abgesaugt werden, um sie von Schleim und Fruchtwasser zu befreien. Manchmal bekommt es etwas frischen Sauerstoff vor Mund und Nase gehalten. Je nach Situation wird Ihr Kind irgendwann abgenabelt, das eilt nicht – und wird meist dem Vater angeboten: ein Ritual, das die körperliche Trennung von Mutter und Kind vollzieht.

Die Hebamme wird noch zusätzlich warme Tücher über Ihr Baby legen. Auch wenn der Kreißsaal warm ist, bekommt das Baby einen ziemlichen Temperaturschock, darum braucht es Ihren warmen Körper (und warme Decken). Im Idealfall hat der Kreißsaal ein großes Bett, auf dem Sie jetzt zu dritt kuscheln können, sich anschauen, betasten, berühren, streicheln …

Die Nachgeburt

Zwar sind diese ersten Minuten zum Kennenlernen für Mutter, Vater und Kind das Wichtigste nach der Geburt. Doch die Geburt ist noch nicht beendet: Dazu muss erst noch die Plazenta (Nachgeburt) geboren werden. Die Hebamme wird also nach einer Weile nachschauen, ob sie sich schon löst. Kommt sie nicht ohne weiteres von selbst, so hilft es, Ihr Baby jetzt anzulegen, wenn es schon Saugbewegungen macht. Die Ausschüttung von Oxytocin beim Stillen dient auch der Wehenanregung und damit dem Ausstoß der Plazenta. Sie können die Ablösung auch dadurch unterstützen, dass Sie sich noch einmal hinhocken und möglichst husten. Allerdings geben sehr viele Kliniken routinemäßig nach der Geburt ein Wehenmittel. Es ist überflüssig, an der Nabelschnur zu ziehen, sie könnte von der Plazenta abreißen.

Sind Plazenta und Eihäute geboren worden, werden Ihnen alle gratulieren. Denn erst jetzt ist die Geburt beendet. Wenn Sie der Plazenta, die so lange Ihr Kind genährt hat, besondere Ehre erweisen wollen, wie das in vielen Kulturen üblich ist, so bitten Sie darum, dass Sie sie mitnehmen können. Ein traditionelles Ritual besteht darin, einen Baum über der Plazenta zu pflanzen. Vielleicht erfinden Sie aber auch ein anderes Ritual.

Mit den letzten Wehen in der Nachgeburtsphase verengen sich die Gefäße der Gebärmutter, und Blutungen kommen zum Stillstand.

→ Dazu ein wichtiger Tipp:

Irgendwann in den ersten 20 – 40 Minuten nach der Geburt wird Ihr Baby wahrscheinlich unüberhörbar schmatzen oder saugen. Jetzt ist die Zeit, es das erste Mal anzulegen. Lassen Sie sich helfen, aber es ist nicht schwierig. Ihr Baby weiß, was es will. Es ist ein erhebendes Gefühl, wenn es gleich so richtig lossaugt – und das wertvolle Kolostrum trinkt.

Nabelschnurblut zum Einfrieren der Stammzellen

Nicht selten erhalten Sie schon vor der Geburt Werbematerial von Firmen, die mit dem Nabelschnurblut embryonale Stammzellen einfrieren. Geworben wird damit, dass bei eventuell später auftretenden Krankheiten große Heilungschancen bestünden. Sie müssen dazu wissen, dass diese Heilungschancen wissenschaftlich noch nicht erwiesen und z. B. für Leukämie – entgegen der Werbung – nicht vorhanden sind. Sie zahlen sehr viel Geld, aber ein gesundes Kind kann Ihnen niemand versprechen.

Routinemassnahmen nach der Geburt

Aus der durchtrennten Nabelschnur wird Blut entnommen, um den pH-Wert zu messen, der anzeigt, ob das Kind ausreichend mit Sauerstoff versorgt wird.

Jetzt wird Ihr Kind noch einmal gründlich untersucht (Vorsorgeuntersuchung U1), gemessen und gewogen. Weitere klinikübliche Maßnahmen sind Vitamin-K-Tropfen für Ihr Baby zur Vorbeugung gegen innere Blutungen und Augentropfen entweder als Silbernitratlösung oder als Antibiotikum; Sie werden als Schutz gegen eventuell bei Ihnen bestehende Infektionen (Gonorrhoe oder Chlamydien) gegeben. Falls Sie eine kritische Einstellung zu derartigen Routineanwendungen haben, sollten Sie sich über Vor- und Nachteile gut informieren. Sie können sie ebenso ablehnen wie eventuelle Impfungen.

Gebadet wird ein Baby selten. Es würde bei einem Bad zu viel Wärme verlieren. Außerdem sollte die schützende und pflegende Schicht der «Käseschmiere» möglichst lange erhalten bleiben.

Besondere Geburten

Wassergeburt

Eine Geburt im Wasser ist in Geburtshäusern, zu Hause und heutzutage in vielen Krankenhäusern möglich. Inzwischen hat sich die entspannende Wirkung des warmen Wassers unter Frauen herumgesprochen, und immer mehr bleiben bei der Geburt in der Badewanne. Für eine «Wassergeburt» gilt ebenso wie für Ihre anderen Geburtsvorstellungen: Nehmen Sie sich nichts fest vor, seien Sie offen für den nicht planbaren Geburtsablauf. Es kommt nicht selten vor, dass Frauen, die fest entschlossen waren, im Wasser zu gebären, kurz vor der Geburt aus der Wanne kommen und umgekehrt, dass Frauen, die nie im Wasser gebären wollten, einfach in der Wanne liegen bleiben zur Geburt. Beides ist möglich – und Sie wissen nicht, was Ihnen im entscheidenden Moment wirklich wichtig sein wird.

Falls Sie sich also gut vorstellen können, Ihr Kind im Wasser zu bekommen, sollten Sie nur sicherstellen, dass dies an Ihrem gewählten Geburtsort möglich ist und unterstützt wird. Alles andere lassen Sie auf sich zukommen.

Allerdings sollten Sie darauf achten, dass Sie möglichst erst dann in die warme Badewanne gehen, wenn die Wehen wirklich heftig werden. Dann können Sie die unterstützende Wirkung des warmen Wassers am effektivsten nutzen. Das Wasser sollte nicht wärmer als 37 Grad sein. Die Überwachung des Kindes, also das Abhören der Herztöne, ist auch im Wasser möglich. Für das Kind ist die Geburt ins Wasser hinein auch kein Problem, im Gegenteil: Sie bedeutet einen sehr schonenden Übergang, denn das Baby kommt ja aus dem Wasser. Zu atmen beginnt ein Baby erst, wenn die Gesichtshaut in Kontakt zur Luft kommt, bis dahin wird es weiter über die Nabelschnur mit Sauerstoff versorgt.

Frühgeburt

Kinder, die unter 2 500 Gramm wiegen oder vor der (abgeschlossenen) 36. Woche geboren werden, gelten als Frühgeburt. Sie haben sicher in spektakulären Berichten von extrem früh geborenen Kindern und ihrem Überleben gelesen. Die Intensivmedizin setzt sich mit großem Aufwand dafür ein, immer früher geborene Kinder zu retten, z. B. ab der 24. Woche. Diese Entwicklung erscheint paradox, wenn auf der anderen Seite Kinder bei diagnostizierten Behinderungen zu dieser Zeit (und bis zur Geburt) noch im Bauch getötet und abgetrieben werden. Zu diesem frühen Zeitpunkt können verständlicherweise auch nicht viele Kinder gerettet werden – und selten ohne nachteilige gesundheitliche Auswirkungen. Aber Kinder, die um die 30. Schwangerschaftswoche und danach geboren werden, haben heute gute Chancen.

Am besten ist es natürlich, wenn sich das Kind in der Gebärmutter entwickeln kann. Darum wird immer versucht, eine Geburt aufzuhalten und dem Kind – solange es geht – die normalerweise idealen Bedingungen in der Gebärmutter zu erhalten. Doch in manchen Fällen sind sie nicht mehr ideal, dann wird das Kind besser zu früh geboren. Die Neugeborenenmedizin bemüht sich heute weitestgehend, nicht nur alles medizintechnisch Mögliche anzuwenden, sondern auch eine kuschelige, der Gebärmutter ähnliche Umgebung zu schaffen. Das ist auch mindestens genauso wichtig wie die medizinische Versorgung. Ein zu früh geborenes Baby braucht Wärme, Bewegung, Berührungen, Stimmen, alles, was es in der Gebärmutter auch hatte.

Eine Reihe von Kliniken unterstützt Eltern bei der «Känguru-Methode»: Dabei wird das «Frühchen» aufrecht und nackt bis auf ein Mützchen zwischen den Brüsten der Mutter, des Vaters oder der Krankenschwester getragen. Es hockt dort warm und eingewickelt wie ein Känguru-Baby. Da das Kind ähnliche Anreize und Anregungen wie in der Gebärmutter bekommt (Hautkontakt, Wärme, Geruch, Stimme, Herzschlag) und bewegt wird, entwickelt es sich in dieser geborgenen Situation wesentlich besser als im Inkubator. Auch für Sie als Mutter ist das eine Hilfe, die fehlenden Schwangerschaftswochen nachzuholen. Das Stillen bzw. Abpumpen der Muttermilch – die gerade für ein Frühgeborenes extrem wichtig ist – klappt auch wesentlich leichter, wenn Sie viel mit Ihrem Baby zusammen sind.

In manchen Kliniken werden «Frühchen» auf warme Felle oder Wassermatratzen gelegt, und es werden ihnen Tonbänder mit dem Herzschlag oder der Stimme der Mutter vorgespielt. Das sind lobenswerte Ansätze, doch nichts kann den Kontakt zu den Eltern ersetzen.

Wissen oder befürchten Sie also, dass Ihr Kind zu früh geboren wird, so erkundigen Sie sich schon frühzeitig, wie die Neugeborenen-Intensivstation (Neonatologie) damit umgeht. Ob und wie oft und wie lange Sie und / oder Ihr Partner bei Ihrem Kind sein können. Denn Ihr Kind braucht jemanden, der es hält, der mit ihm kuschelt und mit ihm redet. Die Schwestern auf der Station haben dafür meist nicht genügend Zeit. Wenn Ihr Kind sehr früh geboren wurde, stürmt sicher sehr viel auf Sie ein. Zudem hatten Sie vielleicht einen Kaiserschnitt und sind daher nicht beweglich. Dann sollte der Vater oder eine andere Person Ihr Kind besuchen, es streicheln, ihm vielleicht die abgepumpte Muttermilch geben und für Sie Fotos Ihres Kindes besorgen.

Versuchen Sie, möglichst früh Kontakt aufzunehmen zu anderen Eltern Frühgeborener, viele gute Ratschläge können Ihnen Unsicherheiten nehmen und eine wertvolle Hilfe sein. Die Adressen bzw. Internetseiten der Bundesverbände stehen im Anhang.

Beckenendlage

Die Beckenendlage ist hier als eine Besonderheit aufgeführt, da sie nicht selten auftritt und eine besondere Geburtsleitung erfordert. Liegt ein Kind «falsch» herum, so wird in der Mehrzahl der Fälle heute ein Kaiserschnitt durchgeführt. Es gibt aber auch Krankenhäuser, die eine vaginale Geburt durchführen, wenn das Kind mit dem Steiß (dem Po) unten liegt. Liegt es mit den Füßen voran, ist das oft nicht möglich. Auch bei einer Schräg- oder Querlage wird immer ein Kaiserschnitt gemacht oder zunächst eine äußere Wendung versucht.

Liegt ein Kind in den letzten Wochen vor der Geburt (32. – 36. Woche) noch mit dem Po nach unten, so kann man zunächst versuchen, es zu wenden. Dafür gibt es verschiedene Möglichkeiten.

1. Die *«Brücke»* können Sie selbst durchführen. Wie auf dem Foto dargestellt, müssen Sie das Becken ein- bis zweimal pro Tag 10 – 20 Minuten hoch lagern. Machen Sie es sich dabei möglichst bequem. Zur Entspannung empfiehlt sich gleichzeitig Atem- und Körperwahrnehmung. (Das Becken weich und weit werden lassen. Mit jedem Ausatmen Belastendes loslassen.) Sie können dabei auch Ihr Kind motivieren, sich umzudrehen: indem Sie ihm gut zureden und erklären, warum das für Sie beide wichtig ist, und indem Sie ihm durch sanftes Streicheln der Bauchdecke den Weg zum «Purzelbaum» in die richtige Lage zeigen. Nach der «Indischen Brücke» sollten Sie umhergehen und aktiv sein.
2. Weitere Möglichkeiten, die Sie mit Ihrer Hebamme oder Ärztin besprechen sollten, sind *Akupunk-*

tur, *Akupressur* oder *Haptonomie*. Bei der Moxibustion wird mit Räucherstäbchen ein bestimmter Punkt am Zeh stimuliert. Bei der Haptonomie wird mit einer bestimmten Form der Berührung und Kontaktaufnahme das Kind motiviert, sich zu drehen.

3. Die *«äußere Wendung»* wird von einigen Ärzten durchgeführt. Normalerweise in der Klinik und unter Aufzeichnung der Herztöne und mit einer PDA. So kann, falls das Kind den «manipulierten Purzelbaum» nicht verträgt, sofort ein Kaiserschnitt gemacht werden.

Grundsätzlich sollte nie mit Gewalt versucht werden das Kind zu wenden. Auch bei den «sanften» Methoden sollten Sie aufgeben, falls sich das Kind nach erfolgreicher Wendung wieder in die Beckenendlage zurückgedreht hat. Es gibt nämlich manchmal Gründe für diese Lage.

Kleinere Eingriffe: Saugglocke, Zange

Da in Deutschland heute sehr schnell Kaiserschnitte durchgeführt werden, werden andere geburtshilfliche Eingriffe eher seltener angewendet. Ist eine Geburt aber schon sehr weit fortgeschritten, das Baby also schon im letzten Abschnitt des Geburtsweges, dann kann es manchmal notwendig sein, mit einer Saugglocke oder einer Zange die Geburt zu unterstützen. Sie werden gewöhnlich bei einer lokalen Betäubung (falls nicht schon eine PDA liegt) und mit einem Dammschnitt eingesetzt. Auch wenn eine Saugglocke das Baby beim Herunterkommen unterstützt, so ist doch auch hierbei Ihre Mitarbeit gefordert. Die Saugglocke (Vakuum) unterstützt nur zusätzlich beim Schieben. Lassen Sie sich bei der Kreißsaalbesichtigung eine Saugglocke zeigen, Sie werden verwundert sein, wie klein sie ist. Durch das Vakuum und den Zug am Hinterkopf hat Ihr Baby nach der Geburt wahrscheinlich eine ziemliche Schwellung, die meist sehr schnell wieder verschwindet.

Eine Geburtszange besteht aus zwei Teilen, die wie große Löffel um den Kopf des Kindes gelegt werden und ihn so beim Durchtritt bei der Geburt schützen und lenken.

Kaiserschnitt

Eine heute fast schon selbstverständliche Geburtsform ist die Kaiserschnitt-Operation (Sectio Caesarea). Ungefähr jedes vierte Kind wird auf diesem Weg geboren. Seit Jahren wird bei kleinen Auffälligkeiten oder Schwierigkeiten in der Klinik vorsichtshalber ein Kaiserschnitt ge-

Neue Operationsmethode

Eine neue Operationstechnik, die Misgav-Ladach-Methode, trägt unter dem Titel «sanfter» Kaiserschnitt dazu bei, Frauen einzureden, ein Kaiserschnitt könne quasi nebenbei, ohne nachteilige Auswirkungen, gemacht werden. Die Operationstechnik, bei der viel Gewebe gerissen statt mit dem Skalpell geschnitten wird, ist alles andere als «sanft». Aber die Wunde heilt besser und schneller (wie bei einem gerissenen Damm, der ja auch besser heilt als ein Schnitt). Die Belastung für die Frau ist geringer, und die OP dauert nicht so lang. Diese Methode ist nicht immer einsetzbar, z. B. nicht bei mehrmaligem Kaiserschnitt.

macht. Oft begründen das die Ärzte damit, dass sie nicht wegen unterlassener Hilfeleistung angeklagt werden wollen. In den letzten Jahren wird zudem von Frauen häufiger der Wunsch geäußert, eine natürliche Geburt zu umgehen und das Kind mit einem Kaiserschnitt zur Welt zu bringen. Dem wird in fast allen Kliniken mehr oder weniger gern nachgegeben.

Ein Kaiserschnitt ist auch immer eine (große) Operation mit entsprechenden Operationsrisiken. Der Sinn eines Kaiserschnitts liegt darin, einem Kind, dem es nicht gut geht, zu helfen oder eine Geburt zu beenden, die (aus welchen Gründen auch immer) nicht vorangeht. In der Abwägung kann dann ein Kaiserschnitt sicherer für Mutter und Kind sein. Dass Kaiserschnitte heute so komplikationsarm und schnell durchgeführt werden können, ist ein wichtiger Fortschritt in der Geburtshilfe. Dass er deswegen aus nicht lebensnotwendigen Gründen durchgeführt wird, ist allerdings nicht gerechtfertigt. Oft gibt es berechtigte Gründe für einen Kaiserschnitt. In dieser Situation sind Eltern sicher sehr dankbar, dass ihrem Kind aus einer Notlage geholfen werden konnte. Aber es gibt auch Frauen, die trotzdem das Erleben der Geburt vermissen und sehr traurig darüber sind. Diese Trauer dürfen sie auch zulassen, aber der Aspekt, dass ihnen oder ihrem Kind geholfen wurde, sollte nicht vergessen werden. In vielen Städten gibt es inzwischen spezielle Beratungsangebote bzw. Gruppen von Frauen mit einem Kaiserschnitt. Auch in einem Familienbegleitungskurs nach der Geburt können die Frauen über ihre Erfahrungen und Gefühle sprechen.

Gründe für einen Kaiserschnitt ergeben sich jeweils etwa zur Hälfte bereits vor der Geburt (primäre Sectio) oder während der Geburt (sekundäre Sectio).

Gründe für einen geplanten Kaiserschnitt sind:

- Querlage, Schräglage und Beckenendlage;
- Frühgeburten bis zur 32. Schwangerschaftswoche und ein mangelernährtes Kind bei Plazentainsuffizienz (wenn also die Plazenta nicht mehr arbeitet und das Kind nicht ausreichend versorgt wird);
- eine Plazenta praevia, das heißt, die Plazenta liegt vor dem Muttermund und somit vor dem Geburtsweg, oder eine vorzeitige Lösung der Plazenta;

Überlegungen zum «Wunsch»-Kaiserschnitt

Frauen, die sich einen Kaiserschnitt (ohne medizinischen Grund) wünschen, denken meist nicht über die Nachteile einer Operation und die besonderen Nachteile einer solchen Geburt für Mutter und Kind nach:

- Sie umgehen zwar die oft schmerzhaften Geburtswehen, handeln sich aber dafür Schmerzen und Einschränkungen nach der Operation ein, wenn Frauen nach einer normalen Geburt schon wieder sehr fit sind.
- Sie belasten ihren Körper mit einer Operation, die langfristig Probleme durch Vernarbungen (insbesondere bei weiteren Operationen) nach sich zieht.
- Sie umgehen bei einem geplanten Kaiserschnitt den physiologischen Ablauf einer Geburt mit den entsprechenden hormonellen Ausschüttungen, die Grundlage für die beginnende Liebesbeziehung zum neugeborenen Kind sind.
- Auch das Baby wird unvorbereitet durch das Fehlen der Geburtswehen auf die Welt «gebracht» und hat weniger günstige Voraussetzungen für die Anpassung an die neue Umwelt. Häufige Folge einer solchen Operation ist das «Kaiserschnitt-Schock-Syndrom» – besonders, wenn die Sectio weit vor dem Geburtstermin durchgeführt wird.
- Die Frauen bringen sich um das eindrucksvolle Erlebnis ihres bewussten Mutterwerdens.

→ Dazu ein wichtiger Tipp:

Eine nicht so gut verlaufene Geburt bzw. ein Kaiserschnitt bedeuten nicht lebenslange Benachteiligung dieses Neugeborenen. Mit viel Körperkontakt, besonders Babymassagen, und Zuwendung können Mutter und Kind nachholen oder auch korrigieren, was in der Phase während bzw. direkt nach der Geburt nicht automatisch erfolgt ist.

- Nabelschnurvorfall;
- bestimmte Vorerkrankungen der Mutter – Diabetikerinnen, die nicht gut eingestellt sind, große Myome, die den Muttermund blockieren, schwere EPH-Gestose (so genannte Schwangerschaftsvergiftung);
- Zwillinge, wenn der erste Zwilling in Beckenendlage liegt, da sich die Kinder mit dem Kopf behindern könnten;
- Drillinge und mehr Kinder.

Gründe für eine sekundäre Sectio, wenn also die Entscheidung während der Geburt fällt, sind:

- Herztonveränderungen beim Kind, die einen Sauerstoffmangel anzeigen;
- Blutungen aufgrund einer vorzeitigen Plazentaablösung;
- sehr lange Eröffnungsphase mit Fieber unter der Geburt, besonders nach Blasensprung, wenn kein Ende der Geburt abzusehen ist;
- Missverhältnis zwischen Kopf und Becken oder falsche Einstellungen des Kopfes;
- plötzlicher, nicht einstellbarer Bluthochdruck und daher drohender Schwangerschaftskrampf (Präeklampsie) und weitere spezielle Gründe.

Für die Auswahl einer Klinik ist es wichtig nachzufragen, wie hoch die Rate der Kaiserschnitte mit PDA ist. In vielen Kliniken werden noch überwiegend Vollnarkosen gegeben. Gerade bei einem geplanten Kaiserschnitt, oftmals auch beim ungeplanten, ist eine PDA die «schonendere» Schmerzausschaltung. Besonders wichtig: Viele der o. g. Nachteile eines Kaiserschnitts können gemildert werden durch Ihr bewusstes Miterleben der Ankunft Ihres Kindes: Sie können Ihr Kind fast wie nach einer Geburt gleich sehen und anfassen. Aus diesen Gründen sollte auch gewährleistet sein, dass der Vater im Operationssaal dabei sein darf, falls er das möchte. So können Sie beide das neugeborene Kind – unter der Voraussetzung, dass es nicht intensiv medizinisch versorgt werden muss – kennen lernen, und es kann mit Ihnen Hautkontakt haben, eventuell schon im OP gestillt werden. Krankenhäuser, die Eltern im Zusammenwachsen mit ihrem Kind besonders unterstützen, bieten auch an, dass der Vater, gerade nach einem Kaiserschnitt, mit der Mutter gemeinsam in der Klinik «wohnen» kann. Für das «Family-in» muss der Vater dann einen Zuschlag bezahlen.

Diese günstigen Bedingungen mildern die Startphase für Kind und Eltern, werden aber leider nicht in allen Kliniken geboten. Erkundigen Sie sich deshalb nach solchen Angeboten bei der Auswahl der Klinik.

Wenn alles ganz anders kommt ...

Nicht nur die Geburt kann ganz anders verlaufen, als Sie sich das vorgestellt und erträumt haben. Auch das Baby kann anders als erträumt zur Welt kommen. Wir haben niemals die Garantie auf ein gesundes Baby, auch wenn alle Möglichkeiten der Pränataldiagnostik ausgeschöpft wurden. Die Ängste, ob das Baby auch gesund sein wird, gehören also weiterhin zur Schwangerschaft dazu. Eltern müssen sich wie seit Jahrtausenden damit auseinander setzen, dass ein Kind auch krank, behindert oder gar tot zur Welt kommen kann. Heutzutage haben wir viele vermeintliche Sicherheiten, doch auch die Hochleistungsmedizin kann nicht immer für alles garantieren.

Sprechen Sie im Geburtsvorbereitungskurs oder mit anderen Schwangeren über Ihre Ängste, denn sie sind normal und gehören zur Schwangerschaft. Doch wenn wirklich Ihr Kind nicht so perfekt zur Welt kommt, wie Sie es sich wünschen, dann bedeutet das für Sie sicher zunächst einen Schock und große Trauer. Diesen Trauerprozess, der auch eine Verabschiedung von Wünschen und Phantasien bedeutet, müssen Sie zulassen. Nur so können Sie Ihr Kind akzeptieren und lieben, wie es ist. Nicht immer sind Familie und Freunde dabei die beste Hilfe. Andere betroffene Eltern können Sie oftmals besser verstehen, Ihnen den Trauerprozess zugestehen und Ihnen auch konkrete Hilfe geben. Es gibt viele Selbsthilfegruppen, die zum Teil im Anhang genannt sind, zum Teil im Internet z. B. unter Stichworten der jeweiligen Krankheit zu finden sind. Betroffene Eltern können Ihnen auch zeigen, wie sich ihr Leben verändert hat und wie sie es den jeweiligen Bedürfnissen entsprechend eingerichtet haben. Vor allem können Sie bei vielen Eltern sehen, dass auch ein behindertes

PDA – Periduralanästhesie

Eine Periduralanästhesie ist eine medikamentöse Blockierung von Schmerzleitungen durch Einbringen eines Schmerzmittels in den Periduralraum (zwischen Rückenmark und Rückenwirbel), bzw. bei einer Spinalanästhesie in den etwas tiefer gelegenen Spinalraum.
Die PDA wird meistens als Dauerkatheder gelegt, das heißt, das Medikament kann bei nachlassender Wirkung durch den dünnen Schlauch immer wieder nachgespritzt werden. Eine Spinalanästhesie wird dagegen als einmalige Spritze gesetzt.
Bei der «Walking-PDA», die während der Geburt in manchen Kliniken gelegt wird, sorgt ein Morphium-Anteil dafür, dass die Beine nicht betäubt sind, Sie also weiter gehen und stehen können.
Das Legen einer PDA dauert einige Zeit, und bis die Wirkung eintritt, vergeht so fast eine halbe Stunde, daher wird bei einer Not-Sectio immer eine Vollnarkose oder eine Spinalanästhesie gemacht.

Kind glücklich und lebensfroh in einer liebevollen Umgebung aufwachsen kann.

Ist Ihr Kind während der Schwangerschaft oder Geburt gestorben, werden Sie auch abwehrende Reaktionen Ihrer Umwelt erleben, z. B.: «Du bist ja noch jung und kannst noch andere Kinder bekommen.» Solche Sätze helfen Ihnen wenig in Ihrer Trauer. Schließen Sie sich, sobald Sie in der Lage dazu sind, einer Gruppe betroffener Eltern an. Das hilft gerade auch Paaren, unterschiedliche Trauerarbeit von Vätern und Müttern zu verstehen und zu akzeptieren. Für Ihren Trauerprozess ist es vielleicht wichtig, sich richtig von dem Kind verabschiedet zu haben. Die Klinik sollte Ihnen diese Möglichkeit bieten. Dort sollte auch auf jeden Fall ein Foto vom Kind gemacht werden, ein Hand- oder Fußabdruck. Vielleicht geben Sie dem Baby einen Namen. Auch wenn Sie sich zunächst nicht vorstellen können, dass Ihnen das wichtig wird, gibt es Ihnen später, mit etwas Abstand, einen kleinen Trost.

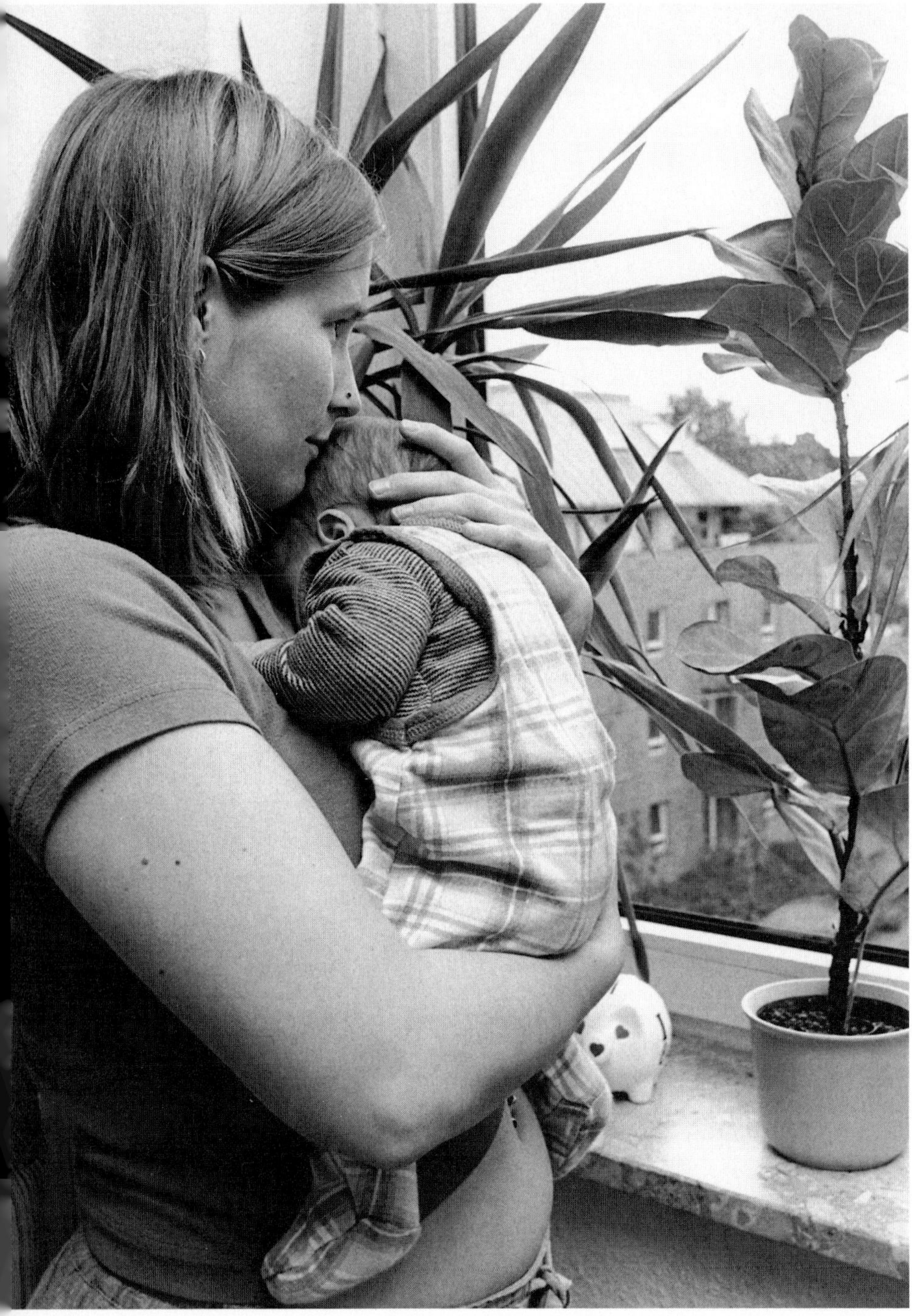

Kapitel 4 | *Eine neue Zeit*

Jetzt beginnt eine neue, spannende Zeit, in der Sie und Ihr Partner sich an das Zusammenleben mit einem Kind gewöhnen. Das bedeutet zunächst einmal: Sie müssen rund um die Uhr für die Bedürfnisse Ihres Kindes da sein. Die Bedürfnisse nach Nahrung, nach Nähe und Hautkontakt, nach Ansprache und Angenommen-Werden sind elementare Überlebensbedürfnisse Ihres Kindes. Es ist ganz und gar auf Sie angewiesen. Zu einem Menschenkind hat sich Ihr Baby schon in Riesenschritten in Ihrem Bauch entwickelt, aber die Entwicklung ist noch nicht abgeschlossen. Jetzt, in den ersten Monaten nach der Geburt, werden die Weichen für das spätere Leben gestellt. Jetzt entwickeln sich die entscheidenden Verbindungen im Gehirn. Damit dieser Prozess gut abläuft, kommt es vor allem darauf an, dass sich Ihr Baby sicher gebunden fühlt. Es muss sich geliebt, akzeptiert und mit seinen Bedürfnissen angenommen fühlen, um von dieser sicheren Basis aus neugierig und aufnahmebereit die Welt zu erkunden. Nicht das besonders bunte Mobile oder anderes Spielzeug, das heute häufig mit dem Zusatz «Fördert Babys Intelligenz» angeboten wird, bringt die intellektuelle Entwicklung von Säuglingen entscheidend voran, sondern zuallererst eine gute emotionale Beziehung. Ein Baby, das für seine Grundbedürfnisse kämpfen muss, hat nicht viel Kapazitäten frei für seine Entwicklung.

Weil in diesen ersten Monaten so viele bedeutende Entwicklungsschritte ablaufen, darum ist diese Zeit auch so spannend. Täglich werden Sie Veränderungen an Ihrem Kind sehen und bewundern können. Es sind gerade nicht die ersten «dummen drei Monate», sondern es sind die Monate, in denen der allergrößte Teil der Gehirnentwicklung abläuft. Genießen Sie es, das zu erleben. Denn diese Zeit ist schnell vorbei. Einen Film, der gerade im Kino oder im Fernsehen läuft, den können Sie auch noch später sehen. Das, was bei Ihrem Kind abläuft, ist nicht wiederholbar – und es ist schwierig nachholbar.

Die grosse Umstellung

Nach der Geburt werden Sie sich wahrscheinlich zuerst sehr fit fühlen. Doch das Wochenbett wird nicht ohne Grund überall auf der Welt als Zeit zum Ausruhen und Schonen gesehen. Die brauchen Sie, damit Ihr Körper die große Umstellung zum Nicht-mehr-Schwangersein in Ruhe vollziehen kann. Auch das hat viel mit Hormonen zu tun. Einige werden jetzt nicht mehr gebraucht, andere zum Stillen umso mehr. Der «Baby-

Blues», früher hieß das Heultage, nach der Geburt wird auf den Hormonabfall zurückgeführt. Sie sind nicht mehr schwanger, aber wie früher sind Sie auch nicht – und werden es nie mehr werden. Die Schwangerschaft und die Geburt sind eine gewaltige Lebenserfahrung, auf die Sie stolz sein können. Ihr Körper hat sich dadurch verändert, und das Muttersein wird Ihr Leben und viele Ihrer Einstellungen sicherlich auch verändern. Das kann auch traurig machen, denn es ist gleichzeitig ein Abschied vom bisherigen Leben. Weinen Sie also ruhig, wenn Ihnen danach ist.

Versuchen Sie, das alles in einem geschützten, ungestörten Rahmen zu erleben. Damit Sie Ihrem Kind Halt und Geborgenheit geben können, müssen Sie einen Schonraum für sich haben, in dem Sie beide, Sie drei, sich in Ruhe finden und neu ausbalancieren können. Am schönsten ist es, Sie haben jemanden bei sich, der Sie nicht stört, der um den Zauber dieser Anfangszeit weiß, Sie aber umsorgt und verwöhnt.

Nicht immer ist das möglich. Versuchen Sie und Ihr Mann deshalb, die ersten Tage und Wochen möglichst von Nebensächlichkeiten (wie den alltäglichen Anforderungen im Haushalt) frei zu halten. Schrauben Sie Ihre Ansprüche herunter. Es muss nicht alles aufgeräumt sein, und das Putzen kann auch mal ein paar Tage länger warten. Vielleicht haben die Nachbarn im Haus schon von selbst angeboten, die Treppe zu putzen. Wenn nicht, dann scheuen Sie sich nicht, darum zu bitten. Oder Sie wünschen sich für die ersten Wochen statt eines anderen Geschenks «einmal Treppe putzen» oder «nächste Woche Küche sauber machen» oder «am Samstag Mittagessen kochen». Sagen Sie Ihren Freunden und Verwandten, dass Sie alle drei viel mehr von solch praktischen Geschenken haben als vom x-ten Strampler, Lätzchen oder Handtuch.

Ihr Baby braucht Sie jetzt. Alles, was es vorher in der Gebärmutter von allein bekommen hat, das müssen Sie ihm jetzt ganz bewusst geben. Wenn Sie gerade schlafen wollen oder unter der Dusche stehen, hat es Hunger oder Bauchschmerzen. Wenn Sie essen wollen, hat es eine volle Windel. Sehen Sie die Interessen des Babys im Moment als vorrangig an. Es ist wie bei der Geburt: Je mehr Sie kämpfen, desto schwieriger wird es für Sie. Je mehr Sie im gleichen Rhythmus mit Ihrem Baby schwingen, desto einfacher und befriedigender wird das neue Miteinander. Ihr Baby kann nicht warten, wenn es Hunger hat, es versteht noch nicht, dass es vielleicht zehn Minuten später etwas gibt. Es hat jetzt Hunger, und wenn der nicht gestillt wird, kann es sich nur mit Schreien bemerkbar machen. Wird auf die Bedürfnisse, auf das Schreien, nicht reagiert, so resigniert Ihr Kind irgendwann. Es kann dann nicht lernen, dass es in seinem Leben verlässliche Personen gibt, die auf seine Bedürfnisse eingehen.

Es fällt nicht immer leicht, sich plötzlich in allem nach einem Neugeborenen, nach einem kleinen Schreihals zu richten. Manchmal weiß man auch gar nicht, warum das Baby gerade schreit. Sie werden ab und zu verzweifeln und glauben, dass Sie nichts mehr geregelt bekommen. Sie werden vielleicht sogar wütend auf Ihr Baby sein, das Sie so hilflos macht. Geht Ihr Mann wieder seiner gewohnten Arbeit nach, werden Sie eventuell auch wütend auf ihn sein, weil er fast so weiterleben kann wie vor der Elternzeit, während Sie zeitweise nicht einmal dazu kommen, zu duschen oder die Waschmaschine zu füllen.

Machen Sie es sich anfangs so einfach wie möglich, bestellen Sie Pizza, lassen Sie sich Salate von Ihrem Partner mitbringen, und wärmen Sie Ihre (vorgekochten) Tiefkühlgerichte. Mit der Zeit werden Sie einen Rhythmus mit Ihrem Kind finden und die Zeiten, wenn es schläft, besser nutzen können. Gehört Ihr Baby aber zu denen, die nachts auch ganz viel Zuwendung brauchen, dann müssen Sie Ihren Schlafmangel tagsüber ausgleichen, wenn auch Ihr Kind schläft.

Es spielt sich langsam alles ein ...

Die ersten Monate zu genießen, sich das Leben neu einzurichten und den Zuwachs an Liebe wahrzunehmen, das kann die schönste Zeit Ihres Lebens werden. Erwarten Sie nicht, dass alles gleich funktioniert: Sie müssen das Mutter-Sein lernen, Ihr Partner das Vater-Sein, Ihr Kind muss lernen, dass da zwei Menschen für es da sind – und nicht zuletzt müssen Sie beide lernen, dass Sie nicht nur ein Liebespaar, sondern auch Eltern sind. Da ist jetzt eine Dritte oder ein Dritter, durch den die Liebe zum Partner nicht weniger wird, sondern Sie empfinden wahrscheinlich noch mehr Liebe und Zuneigung. Auch bei weiteren Kindern wird es später so sein, dass Sie nicht die Liebe teilen müssen, sondern dass Ihre Liebe anwächst und weitere Menschen einschließt.

Allerdings müssen Sie sich auch darüber im Klaren sein, dass ab jetzt eine andere Zeitrechnung beginnt. Sie werden wahrscheinlich lernen, dass Sie füreinander nicht so viel Zeit haben. Sehen Sie die gemeinsame Zeit mit Ihrem Kind aber als Ihre gemeinsame Zeit zu dritt an, werden Sie besser damit umgehen können.

Auch wenn Sie in den ersten Wochen und Monaten weitaus weniger Schlaf bekommen, als Sie es bisher gewohnt waren, so können Sie gewiss sein, dass das mit der Zeit besser wird. Auch Ihr Baby passt sich dem Familienrhythmus an. Es wird irgendwann lernen, allein zu schlafen oder gar durchzuschlafen, aber erwarten Sie das nicht gleich in den ersten Monaten. Sie werden Ihr Baby und seine Gewohnheiten schnell kennen gelernt und den Alltag bald umgestellt haben und gemeinsam mit Ihrem Partner bewältigen. Kontakt zu anderen Eltern, deren Kind gleich alt ist, hilft Ihnen. Sie werden sehen, jeder hat seine Anfangsschwierigkeiten und findet sich nach und nach zurecht.

Rückbildung – Neufindung

Unmittelbar nach der Geburt Ihres Kindes beginnt die «Rückbildung»: Die Gebärmutter zieht sich zusammen, der Bauch ist leer und weich, der Beckenboden stabilisiert sich. All dies läuft in den ersten Tagen und Wochen auch ohne Ihr Zutun ab. Lassen Sie Ihrem Körper also erst einmal Ruhe und Zeit für die Umstellung. Wenn Sie wieder ein Gefühl für die Anspannung des Beckenbodens haben, können Sie langsam und sehr sacht mit einigen kleinen Übungen anfangen. Die Hebamme, die bei Ihnen die Nachsorge macht, wird Ihnen zeigen, was Sie in der Wochenbettzeit tun können. Aber übertreiben Sie nicht! Mit der so genannten Rückbildungsgymnastik, die ja hauptsächlich auf die Festigung des Beckenbodens und der Bauchmuskulatur zielt, sollten Sie bis zum Ende der Wochenbettzeit, also ungefähr sechs Wochen, warten. Spätestens dann ist auch der Wochenfluss, die Blutung nach der Geburt, beendet.

Die GfG, Gesellschaft für Geburtsvorbereitung – Familienbildung und Frauengesundheit, nennt die Rückbildungskurse «Rückbildung – Neufindung». Denn es geht nicht nur um die genannte körperliche Rückbildung, sondern auch darum, sich mit dem veränderten Körper neu zu finden. Ihr Körper hat Veränderungen und Erfahrungen durch die Schwangerschaft und Geburt gemacht, die sich nicht wieder auslöschen lassen. Erfahrungen, auf die Sie stolz sein können, denn Ihr Körper hat ein Kind in sich heranwachsen lassen und hat es geboren. Sie sind nie wieder dieselbe wie vorher. Ist es Ihnen ein wichtiges Ziel, Ihre «alte» Figur wieder zu erreichen, so sollten Sie sich zumindest sehr viel Zeit damit lassen: Eine Schwangerschaft dauert neun Monate, in dieser Zeit hat Ihr Körper enormes geleistet, geben Sie ihm mindestens die gleiche Zeit für die Rückbildung. Sie tun sich keinen Gefallen, wenn Sie sehr schnell mit einem Fitnesstraining oder intensivem Sport beginnen. Jetzt ist Ihr Körper und vor allem Ihre Seele auf das Stillen, auf Beschützen und Betreuen eingestellt. Geben Sie sich Zeit, in Ihre neue Rolle zu finden, und bauen Sie die Körperübungen in Ihren Alltag ein so wie die Vorbereitung zur Geburt. Es ist auch vieles das Gleiche: Haltungs- und Beckenbodenübungen, Körper- und Atemwahrnehmung.

- Achten Sie beim Stillen auf eine gut gestützte, entspannte Haltung. Lösen Sie die Schultern und den Nacken.
- Legen Sie sich nach der Geburt öfter auf den Bauch mit einem Kissen in der Leistenbeuge. So entlasten Sie den Beckenraum und beugen Beckenbodensenkungen vor.
- Besonders beim Hochheben und Tragen Ihres Kindes sollten Sie auf die richtige Haltung achten.
- Auch bei der täglichen Arbeit, beim Zubereiten der Mahlzeiten, Wegräumen von Geschirr u. a. entlasten Sie die Schultern, achten Sie auf weiche Knie, aufrechte Haltung ...
- Singen und tanzen Sie mit Ihrem Kind.
- Spannen Sie beim Anheben Ihren Beckenboden an, und nehmen Sie Ihren Beckenboden immer wieder ganz bewusst wahr.

Ein großer Gymnastikball kann Ihnen jetzt eine wichtige Hilfe sein. Sind Sie beispielsweise zu müde, Ihr Kind herumzutragen, so setzen Sie sich mit ihm auf den Gymnastikball. Sie haben sicher schon bemerkt, dass Ihr Kind, wenn es unruhig ist oder Bauchschmerzen hat, nur beim Tragen (also bei schaukelnden Bewegungen) ruhig wird. Auf einem großen Ball können Sie sitzen und gleichzeitig wippen oder kreisen. Mit dem Gymnastikball können Sie auch gezielte Übungen durchführen. Sinnvolle Rückbildungsübungen sind auch mit dem Baby möglich. Sie bewegen sich mit Ihrem Kind, und Sie werden sehen, Ihr Kind mag das.

Übung auf dem Gymnastikball

Setzen Sie sich auf den Ball, die Füße etwa hüftbreit auseinander. Reiben Sie Ihre Fußsohlen auf dem Boden einige Male kräftig hin und her. Wenn sie warm geworden sind, nehmen Sie den Boden unter den Füßen wahr, die Verbindung durch die Unterschenkel, Kniegelenke und Hüftgelenke ins Becken, dort die Verbindung zu den Sitzbein-

→ Dazu ein wichtiger Tipp:

Besuchen Sie einen Rückbildungs-Neufindungskurs, der gleichzeitig einen Gesprächs- und Informationsteil beinhaltet. Diese Kurse haben ganz unterschiedliche Namen und werden z. B. von GfG-Familienbegleiterinnen® durchgeführt. Achten Sie auf Kurse mit Titeln wie «Rückbildung – Neufindung», «Familienbegleitung – von Anfang an», «Baby da – was nun?», «Ein Kurs für uns Drei», «Leben mit einem Neugeborenen».
In diesen Kursen findet meist Gymnastik für die Mutter statt, Gespräche und Austausch mit anderen Müttern und Eltern, Babymassage, Stillberatung, Väter-Gespräche usw. Sie haben in solch einem Kurs also die Gelegenheit, alle Fragen und Unsicherheiten der ersten Zeit anzusprechen, können etwas für sich tun, für sich und Ihr Baby und für sich als Paar. Suchen Sie sich solche Kurse. Dann brauchen Sie auch nicht mehrere Termine für verschiedene Kurse wie Rückbildung, Mutter-Kind-Treffen, Babymassage o. ä. Schauen Sie sich die Angebote vor Ort an. Wichtig ist, andere Eltern zu treffen und die gegenseitigen Freuden und Nöte auszutauschen.

höckern und die Verbindung zwischen Steißbein und Schambein (Symphyse). Umkreisen Sie diese Knochen und spüren Sie dort die Muskeln des Beckenbodens.
Dann beginnen Sie, sich mit dem Po vom Ball hochhüpfen zu lassen, mal mehr, mal weniger. Spüren Sie Ihren Beckenboden dabei, spannt er sich beim Hochhüpfen leicht an? Wo spüren Sie die Hüpfbewegung in Ihrem Körper? Bis in Ihren Kopf? Belebt Sie das Hüpfen? Wiederholen Sie das Hüpfen einige Male, und bleiben Sie aufrecht dabei.

Übung mit dem Gymnastikball an der Wand

Sie stehen mit dem Rücken zur Wand und legen den dicken Ball zwischen die Wand und Ihren Rücken. Gehen Sie so weit mit den Füßen weg, dass Sie bequem mit dem Rücken am Ball lehnen.
Federn Sie sich jetzt sanft vom Ball weg und wieder zurück im Rhythmus Ihres Atems. Bleiben Sie nach einer Weile auf Ihren Füßen stehen, und lassen Sie den Ball herunter. Wie stehen Sie jetzt? Wie sind die Empfindungen im Rücken? Wiederholen Sie das Federn und

machen es schneller oder leichter, so wie es Ihnen gut tut. Wenn Sie zum Schluss selbständig stehen, spüren Sie noch einmal in Ruhe von den Füßen bis in den Kopf hinein Ihre aufrechte Haltung.

Bauchmuskelübungen mit Baby

- *Sie legen sich auf den Rücken und nehmen Ihr Kind auf die angezogenen Unterschenkel. Bewegen Sie jetzt die Unterschenkel leicht in alle Richtungen und beginnen Sie dann, mit dem Rücken zu schaukeln. Balancieren Sie sich aus, spüren Sie, was Ihnen gut tut. Sprechen und singen Sie mit Ihrem Baby dabei. Ihr Baby wird es wahrscheinlich gern mögen, wenn Sie intensiv schaukeln. Halten Sie es aber gut fest.*
- *Setzen Sie sich mit ausgestreckten Beinen, das Baby liegt mit den Füßen zu Ihrem Körper auf Ihren Oberschenkeln. Jetzt schaukeln Sie von einer Poseite auf die andere und schieben, aufrecht bleibend, die Beine aus den Hüften immer weiter vor und danach wieder zurück. Sie rutschen gewissermaßen mit Ihrem Baby zusammen mit dem Po auf dem Boden herum. Das macht Ihnen und dem Baby Spaß und ist eine gute Übung für Becken, Beckenboden und Rumpfmuskulatur.*

Anhang

Adressen

Geburtsvorbereitung

Gesellschaft für Geburtsvorbereitung – Familienbildung und Frauengesundheit – Bundesverband e. V.
Antwerpener Str. 43 13353 Berlin Tel. 030/45 02 69 20
gfg@gfg-bv.de www.gfg-bv.de

Hebammen – Geburt

Bund Deutscher Hebammen e. V.
Postfach 17 24 76006 Karlsruhe
Tel. 0721/98 18 90 info@bdh.de www. bdh.de

Bund freiberuflicher Hebammen Deutschlands e. V.
Kasseler Str. 1 a 60486 Frankfurt/M. Tel. 069/73 53 49 71
geschaeftsstelle@bfhd.de www. bfhd.de

Netzwerk der Geburtshäuser – Verein zur Förderung der Idee der Geburtshäuser in Deutschland e.V.
Kasseler Str. 1 a 60486 Frankfurt/M.
Telefon 069/ 710 344 75 Telefax 069/ 710 344 76
info@geburtshaus.de www.geburtshaus.de

Stillen

Aktionsgruppe Babynahrung e. V.
Untere-Masch-Str. 21 37073 Göttingen Tel. 0551/53 10 34
info@ babynahrung.org www.babynahrung.org

AFS – Arbeitsgemeinschaft freier Stillgruppen
Bornheimer Straße 100 53119 Bonn Tel. 0228/35 038 71
geschaeftsstelle@afs-stillen.de www.afs-stillen.de

BDL – Berufsverband Deutscher Laktationsberaterinnen IBCLC e. V.
Sekretariat: Hildesheimer Str. 124 E 30880 Laatzen Tel. 0511/87 64 98 60
sekretariat@t-online.de www. bdl-stillen.de

La Leche Liga Deutschland e. V. (LLL)
Dannenkamp 25 32479 Hille Tel. 0571/4 89 46
info@LaLecheLiga.de www.lalecheliga.de

Besondere Situationen

ABC-Club e. V. – Internationale Zwillings- und Mehrlingsinitiative
Bethlehemstr. 8 30451 Hannover Tel. 0511/2 15 19 45
abc-club@t-online.de www.abc-club.de

Arbeitsgemeinschaft Allergiekrankes Kind – Hilfen für Kinder mit Asthma, Ekzem oder Heuschnupfen (AK) e. V.
Nassaustr. 32 35745 Herborn Tel. 02772/92 87-0
koordination@aak.de www.aak.de

Arbeitsgemeinschaft Gestose-Frauen e. V.
Kapellener Str. 67a 47661 Issum Tel. 02835/26 28
info@gestose-frauen.de www. gestose-frauen.de

Arbeitsgemeinschaft Spina bidfida und Hydrocephalus e. V. (AsbH)
Münsterstr. 13 44145 Dortmund Tel. 0231/86 10 50 0
asbh@asbh.de www.asbh.de

Arbeitskreis Down-Syndrom e. V.
Am Schäferhof 27 27308 Kirchlinteln Tel. 04236/9 41 01
Arbeitskreis@Down-Syndrom.de www.down-syndrom.de

Arbeitskreis Kunstfehler in der Geburtshilfe e. V.
Münsterstr. 261 44145 Dortmund Tel. 0231/52 58 72
AKGeV@web.de www.arbeitskreis-kunstfehler-geburtshilfe.de

Bundesinteressengemeinschaft Geburtshilfegeschädigter e. V.
Nordsehler Str. 30 31655 Stadthagen Tel. 05751/72 37 2
www.big-ev.de

Bundesverband «Das frühgeborene Kind» e. V.
Frühgeborenen-Informationszentrum
Kurhessenstr. 5 60431 Frankfurt am Main Tel. 01805/87 58 77
Bundesverband@Fruehgeborene.de www.fruehgeborene.de

Bundesverband verwaiste Eltern in Deutschland e. V.
Eichenstr. 14 85232 Bergkirchen-Lauterbach Tel. 08135/87 06
Kontakt@veid.de www.veid.de

Gemeinsame Elterninitiative Plötzlicher Säuglingstod (GEPS)
Deutschland e. V. Bundesverband
Fallingbosteler Str. 20 30625 Hannover Tel. 0511/8 38 62 02
geps-deutschland@t-online.de www.sids.de

Initiative Regenbogen (Glücklose Schwangerschaft)
Westring 100 33378 Rheda-Wiedenbrück Tel. 05565/9 11 91 13
www.initiative-regenbogen.de

LEONA e. V. – Verein für Eltern chromosomal geschädigter Kinder
Auf dem Klei 2 44263 Dortmund Tel. 0231/42 71 73 7
info@leona.de www.leona-ev.de

Netzwerk gegen Selektion durch Pränataldiagnostik
c/o Bundesverband für Körper- und Mehrfachbehinderte e. V.
Brehmstr. 5–7 40239 Düsseldorf Tel. 0211/64 00 4-0
arbeitsstellepnd@bvkm.de www.bvkm.de

Schatten & Licht – Krise nach der Geburt e. V.
Geschäftsstelle: Obere Weinbergstr. 3 86465 Welden Tel. 08293/96 58 64
info@ schatten-und-licht.de www.schatten-und-licht.de

Selbsthilfevereinigung für Lippen-, Gaumen-Fehlbildungen e. V.
Hauptstr. 184 35625 Hüttenberg Tel. 06403/55 75
wrg-huettenberg@t-online.de www.lkg-selbsthilfe.de

Zeitschrift «Zwillinge»
Verlag von Gratkowski
Bahnhofstr. 56 E 86916 Kaufering Tel. 08191/96 67 39
ABO@zeitschrift-zwilling.de www.twins.de

Weitere wichtige Adressen

Arbeiterwohlfahrt – Bundesverband e. V.
Oppelner Str. 130 53119 Bonn Tel. 0228/6 68 50
info@awobu.awo.org www.awo.org

Arbeitskreis Neue Erziehung e. V. (ANE)
Boppstr. 10 10967 Berlin Tel. 030/25 90 06-0
ane@ane.de www.arbeitskreis-neue-erziehung.de

Deutsche Gesellschaft für Baby- und Kindermassage e. V. (DGBM)
Küfergasse 5 77652 Offenburg Tel. 0781/9 70 28 22
info@dgbm.de www.dgbm.de

ISPPM – Internationale Studiengemeinschaft für pränatale und perinatale
Psychologie und Medizin
Friedhofweg 8 69118 Heidelberg Tel. 06221/89 27 29
secretary@isppm.de www.isppm.de

Mütterzentren – Bundesverband e. V.
Müggenkampstr. 30a 20257 Hamburg Tel. 040/40 17 06 06
www.muetterzentren-bv.de

VAMV – Verband alleinerziehender Mütter und Väter – Bundesverband e. V.
Hasenheide 70 10967 Berlin Tel. 030/6 95 97 86
kontakt@vamv-bundesverband.de www.vamv.de

Literatur

Albrecht-Engel, Ines und
Dr. Albrecht, Manfred
Schwangerschaft und Geburt – Monat für Monat bewusst erleben
München 2004

Albrecht-Engel, Ines und
Dr. Albrecht, Manfred
Kaiserschnitt-Geburt
(zu beziehen über die Autoren, ebenso Kaiserschnitt-Video-Filme: Burckhardtstr. 32, 34346 Hann. Münden, Email: Albrecht-Engel@t-online.de)

Bloemecke, Viresha Julia
Alles rund ums Wochenbett
München 1999

Bloemecke, Viresha Julia
Es war eine schwere Geburt
München 2003

De Jong, Th. M./Kemmler, Gabriele
Kaiserschnitt. Wie Narben an Seele und Bauch verheilen
München 2003

Heinemann, Helen Maja
Eltern werden – Liebespaar bleiben
50 Tipps, damit die Liebe überlebt
Reinbek 2005 (rororo61996)

Lothrop, Hannah
Gute Hoffnung – jähes Ende
München 1998

Lothrop, Hannah
Das Stillbuch
München 2001

Nilsson, Lennart
Ein Kind entsteht
München 2003

Odent, Michel
Geburt und Stillen
München 1994

Vogel, Thea
Die ganzheitliche Rückbildungsgymnastik – sich neu finden nach der Geburt
Zürich 1999